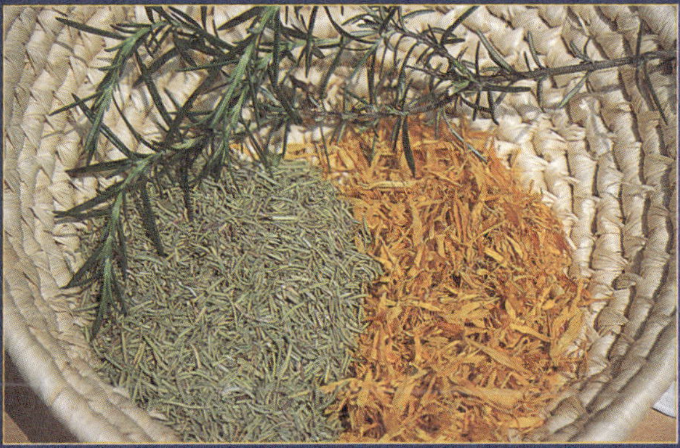

Gesund und fit mit

Ringelblume & Rosmarin

Evelyn Thomsen

Gesund und fit mit Ringelblume & Rosmarin

Das heilkräftige Duo aus dem Garten

Seehamer Verlag

Hinweis des Verlages:
Die Eigentherapie mit Ringelblume und Rosmarin ersetzt nicht den eventuell nötigen Besuch beim Arzt. Wenn ein bestimmtes Krankheitsbild häufig auftritt oder Ihnen unerklärlich ist, sollten Sie auf jeden Fall einen Arzt, Heilpraktiker oder Homöopathen zu Rate ziehen. Eine erforderliche medizinische Therapie kann von Heilkräutern gut ergänzt werden. Sprechen Sie bitte in diesem Fall die Einsatzweise mit Ihrem medizinischen Berater ab. Die in diesem Buch dargestellten Krankheitsbilder und die Einsatzweise der vorgestellten Heilkräuter wurde nach bestem Wissen und Gewissen zusammengestellt. Eine Haftung oder Wirkgarantie kann nicht übernommen werden.

Bildnachweis:
Das erste und das letzte Foto im Farbteil: Bildarchiv Sammer, Neuenkirchen, die beiden anderen Fotos im Farbteil und das Foto auf dem Vorsatz stammen von der Autorin.

DTP: ddm, München
Einbandgestaltung: Bine Cordes, Weyarn
Titelfotos: Bildarchiv Sammer, Neuenkirchen
Printed in Austria
ISBN- 3-934058-20-5

Inhalt

Vorwort

Viele Autoren schreiben ihr Vorwort zum Schluss der Arbeit am Manuskript. Man hat sich über eine längere Zeit intensiv mit dem Thema des Buches auseinander gesetzt, die anfänglichen Textideen wurden um einige Erfahrungen erweitert, neue Perspektiven kamen hinzu, das Buch entwickelte und formte sich. Die Essenz aller Erkenntnisse kann man dann im Vorwort darstellen – eine sichere und realistische Methode, dem Leser einen Einstieg und Überblick zu vermitteln. Auch ich bin in meinen Büchern gern so vorgegangen, gab es doch das gute Gefühl, nun aus dem „Vollen" des Wissens und der persönlichen Gefühle und Ziele für das Thema schöpfen zu können.

Bei diesem Buch war alles anders. Natürlich kann ich Ihnen an dieser Stelle sagen, dass Sie mit nur zwei Pflanzen in Ihrer Hausapotheke ein immenses und breit gefächertes Heilpotenzial erwartet. Und auch, dass Sie eine Vielzahl an Tipps, Anregungen und Rezepten für Gesundheit, Schönheit und Ernährung mit Ringelblume und Rosmarin finden werden.

Außer diesem Einblick in die "heile" Welt der Ringelblume und des Rosmarins möchte ich Ihnen aber mit diesem Buch noch einen „gesunden" Ausblick vermitteln. Gerade bei Gesundheitsbüchern schleichen sich angesichts der „geballten" Information oft Fragen ein: Was kommt danach? Und wie geht es für mich weiter? Und dann möchte ich Sie mit meinem Nachwort „Start in ein vitales Leben" noch ein Stück begleiten und Ihre Freude an Vitalität und Selbstheilung wecken. Wir sprechen uns also später noch einmal ...

Ihre

Evelyn Thomsen

Das Ringelblumen-Portrait

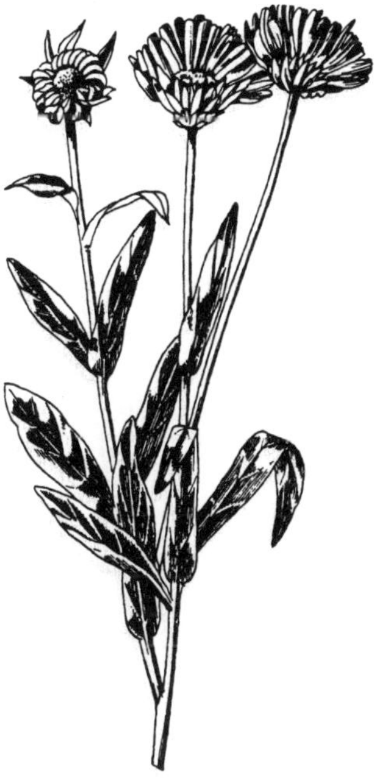

In den strahlenförmigen goldorangen Blüten der Ringelblume *(Calendula offincinalis)* steckt eine intensive Leuchtkraft. Schon von weitem „winken“ sie einem vom Gartenbeet, vom Feld- oder Wegesrand zu. Kommt man näher, wird man in einen süßlichen erdhaften Duft eingehüllt. Manche sagen, er wäre dem Verwesungsgeruch ähnlich, andere lieben diese heuartige, etwas strenge Süße. Die einjährige Ringelblume zählt zur Pflanzenfamilie der Korbblütler und ist in Südeuropa und Asien beheimatet. Sie wird 30 bis 50 cm hoch und blüht von Juni bis September. Mit ihren behaarten Stängeln und festen Blättern wirkt sie recht wehrhaft und stabil, und so ist sie auch. Aller Kargheit des Bodens zum Trotz blüht die Ringelblume den ganzen Sommer bis in den Herbst hinein – egal, ob sie im Blumenbeet, im hintersten Gartenwinkel oder im Balkonkasten ihre Heimat findet. In Anlehnung an so manche Eigenart haben sich im Volksmund einige Namen für die Ringelblume eingeprägt. Sie wird auch als Gartendotterblume bezeichnet, als Goldblume, Ingelblum, Rinderblume, Studentenblume, Ringelrose, Sonnenwende, Totenblume und Weckbröseln. Auf Englisch heißt sie *marigold*, auf italienisch *calendola*, auf spanisch *caléndula* und auf französisch *souci*.

Die „sagenhafte“ Ringelblume

Rund um die Ringelblume gibt es allerlei Berichte und Geschichten, und ein Körnchen Wahrheit ist sicher auch bei den „sagenhaften“ mit dabei. Eine unbestrittene Tatsache ist jedoch die Färbekraft der Ringelblumenblüten. Seit der Römerzeit wurden die farbintensiven Randblüten als Ersatz für den gelbfärbenden Safran benutzt. Allerdings ist ihre leicht aromatische Bitterkeit dem Aroma des Safrans nicht ähnlich. Auch Käse, Butter und Kuchen, Suppen und Soßen können damit gefärbt werden. Um an den Blütenfarbstoff zu kommen, legt man die Blüten in Milch ein, in der sich die Pflanzenfarbe löst (siehe auch Küchenrezepte). Ähnlich praktisch sind die Empfehlungen des ersten arabischen Arztes und Philosophen Avicenna (arab. Ibn Sina, 980 – 1037), der die Ringelblume zur Abwendung von Ungeziefer empfahl. Tatsächlich profitieren empfindlichere Pflanzen im Blumenbeet von der Ringelblume. Sie verströmt ihre keimtötenden Inhaltsstoffe, so dass auch ihre Beetnachbarn gegen Pflanzenpilze, verschiedene Fraßinsekten und Bodenwürmer resistenter werden. Als Einsatzmöglichkeiten im Krankheitsfall empfahl Albertus Magnus (1193–1280) die Ringelblume bei Leber- und Milzbeschwerden und bei Tierbissen. Im Mittelalter wurde die Ringelblume als

„Frauenkraut" entdeckt, das, in Eierkuchen gebacken, den Monatsfluss der Frauen ausbalancieren sollte. Der im Rezeptteil beschriebene „Ringelblumen-Eierkuchen" lehnt sich übrigens an die damalige Empfehlung an. Der englische König Heinrich VIII. (1491–1547) schwor auf eine spezielle „Anti-Pest-Teemischung", die hauptsächlich aus Ringelblume, Frauenminze, Löwenmaul und Sauerampfer bestand. Der Arzt Pierandrea Matthiolus (1500–1577) konnte außerdem einige Erfolge mit der Ringelblume in der Krebsbekämpfung erzielen, was nach ihm zahlreiche Ärzte bestätigten. Überzeugt von der großen Wirkung der Ringelblume war auch Pfarrer Kneipp (1821–1897), der Ringelblumentee und -auflagen gegen eitrige und bösartige Geschwüre einsetzte.

Ringelblumen selbst anpflanzen

Sie können Ringelblumen leicht selbst anpflanzen. Aussäen sollte man sie von März bis April an sonnigem oder halbschattigem Standort. Bereiten Sie schweren Gartenboden mit der Hacke vor, und arbeiten Sie etwas Torf mit ein. Trockene Gartenerde sollte vor dem Sähen begossen werden. Mit der Zierhacke wird dann eine 0,5 bis 1 cm tiefe Saatfurche gegraben und der Samen dünn eingestreut. Mit etwas Erde die Aussaat bedecken und leicht andrücken. Bei trockener Witterung sollten Sie die Erde mit einem feinen Rasensprenger gründlich anfeuchten. Wenige Handgriffe genügen, um aus den ersten zarten Ringelblumenpflänzchen prachtvolle „Leuchtkörper" werden zu lassen. Die Triebe werden entspitzt, so wachsen die Pflanzen buschig. Verblühte Teile entfernt man ab und zu – oder nimmt die Blüten rechtzeitig ab, um sie für Tee oder andere Rezepte zu verwenden. Die Ringelblume ist übrigens nicht nur dem Menschen von Nutzen, sondern auch dem Garten. Schwere lehmige Gartenerde profitiert deutlich von dieser „Allroundpflanze". Die urzeln der Ringelblume graben sich tief in die Erde und legen unterirdisch ein Lüftungs- und Bewässerungssystem an. Dadurch verbessert sich der Boden, die Nährstoffe werden leichter zugänglich, und dies kommt auch den anderen Pflanzen zu Gute. Wenn die Blüten nicht oder nur zum Teil entfernt werden, haben Sie auch im nächsten Jahr wieder Freude an der Ringelblume, denn sie sät sich selbst aus.

Die heilkräftigen Inhaltsstoffe der Ringelblume

Eine Ahnung von der Intensität der Ringelblume vermittelt bereits ihr äußerst rasches, unverwüstliches und selbst erhaltendes Wachstum, das man im Garten beobachten kann. Ihr wehrhaftfester und pelzig wirkender Blattkörper vermittelt optisch und fühlbar den abwehrstarken Einfluss der Ringelblume. Ihre strahlenden Blüten sind ein überzeugendes Sinnbild für die hohe Eigenenergie. Hinter der leuchtenden Ausstrahlung der Pflanze stecken ebenso intensive Inhaltsstoffe, die durch die verschiedenen Anwendungsmöglichkeiten gezielt wirksam werden können. Offizinal, also als Heilmittel anerkannt, sind ihre gelben Randblüten *(Flores Calendulae)* und in der Volksheilkunde außerdem die ganzen Blüten sowie die Blätter *(Folia Calendulae)*. Aus den frischen Pflanzen stellt die Homöopathie eine Essenz her, die zur Behandlung von Wunden, Ausschlägen, Bartflechten, Juckreiz, Furunkeln, Hautkrebs, Entzündungen, Drüsenentzündungen, Darmgeschwüren, Mastdarmentzündungen, Venenentzündung u.a. eingesetzt wird.

Eine wichtige Rolle bei der Behandlung von Entzündungen, wie sie auf der Haut, den Schleimhäuten, in Rachen, Magen und Darm auftreten können, spielen die Triterpendiole in der Ringelblume. Allerdings sind die Triterpendiole nur „verschlüsselt" vorhanden, und man braucht ein Hilfsmittel, um an sie heranzukommen. Dieses Hilfsmittel ist Alkohol, wie er zur Herstellung von Tinkturen und auch Extrakten eingesetzt wird. Im industriellen Bereich erfolgt die Gewinnung bzw. das Lösen des Stoffes häufig mittels Hochdruckverfahren in Verbindung mit Kohlendioxid. Ob selbst hergestellt oder als fertig käufliches Produkt – in einer alkoholhaltigen Ringelblumentinktur (Calendulatinktur), die z.B. für Mundschleimhautentzündungen eingesetzt werden kann, sind die wertvollen Triterpendiole also vorhanden. Daneben werden in der Tinktur auch Bitterstoffe wirksam, die sich positiv auf den Verdauungsbereich auswirken. Die enthaltenen Ringelblumen-Schleimstoffe legen sich schützend und beruhigend auf die gereizten Zonen (z.B. Rachen) und fördern so das Abheilen. Antibakteriell und fungizid wirkend unterstützt die Salicylsäure den Heilungsprozess, die Apfelsäure regt den Zellstoffwechsel der Haut an.

Das „Gold" im Ringelblumenöl

Beim Ringelblumenöl (Calendulaöl) treten die Carotinoide (Vorstufe des Vitamin A) in den Vordergrund. Carotinoide lösen sich in Öl und fördern viele Heilungsprozesse der Haut. Sehr gute Erfahrungen habe ich mit Ringelblumenöl auf der Basis von Sesamöl (Rezept siehe „Einsatzfreudige Ringelblume – Ringelblumenöl selbst herstellen") gemacht. Das so gewonnene Ringelblumenöl eignet sich für die äußere Kosmetik, zur Pflege der Schleimhäute und auch zur Verwendung in der Küche. Ob sich die wertvollen Carotinoide im Öl gelöst haben, erkennen Sie an dem ursprünglich sehr hellen, klaren Sesamöl sehr gut – es wird goldgelb. Die Carotinoide der Ringelblume färben nicht nur das Öl goldgelb, sie sind auch „Gold" für die Gesundheit. Sie stärken die Immunkraft von Körper, Haut und Schleimhäuten und wirken den so genannten „freien Radikalen" entgegen. Dies sind aggressive Sauerstoffmoleküle, die, z.B. nach intensiver Sonneneinstrahlung, eine raschere Hautalterung bewirken und bei häufiger und langer Sonneneinstrahlung Hautkrebs auslösen können. Carotinoide können durch ihre immunstärkende und krebshemmende Wirkung die Regeneration der Haut bei geschwürigen, eitrigen und bösartigen Zellveränderungen, Tumoren, Verletzungen und Wunden unterstützen, wie jüngste Forschungen ergeben haben. Sie fördern die Bildung von Granulationsgewebe, wie das zarte rosadurchblutet neue Hautgewebe genannt wird. Diese Wirkung der Ringelblume hob bereits Kräuterpfarrer Kneipp in seinen Berichten hervor, und er wurde von bekannten Ärzten wie Dr. W. Bohn, Dr. Halenser, Dr. Stäger, auch von dem amerikanischen Arzt und Forscher Dr. Drwey und einigen anderen darin bestätigt. In seiner Pflanzenheilkunde schreibt G. W. Suray: „Ich stimme Dr. W. Bohn bei, dass die Ringelblume eines der wichtigsten Heilmittel bei der krebsigen 'Blutentmischung' ist. Nach Krebsoperationen empfiehlt Dr. Bohn, die Abkochung der Blüten von Calendula zusammen mit anderen Mitteln lange Zeit zu gebrauchen..."

Ätherische Heilkraft in der Ringelblume

Heuartig, leicht harzig und süßlich duften die ätherischen Öle der Ringelblume. Sie lösen sich im Teewasser, wobei das Wasser nach dem Kochen etwas abkühlen und der Tee abgedeckt ziehen sollte. So bleiben die schnell flüchtigen ätherischen Öle erhalten. Mit dem Tee aufgenommen, wirken sie hemmend bei Bakterien und Pilzen. Sie tragen zur Blutreinigung bei und aktivieren das gesunde Zellwachstum, was bei inneren wie äußeren Wunden die Heilung fördert. Äußerlich bei Hautproblemen auf-getragen (Hautwaschungen), unterstützt das im Tee gelöste ätherische Öl verschiedene Hautbehandlungen, auf die ich noch näher eingehen werde. In hoher Konzentration sind die ätherischen Öle im Ringelblumenextrakt (Calendulaextrakt) enthalten. Sie können den Ringelblumenextrakt in Wasser für Umschläge verdünnen oder einem Pflanzenöl beigeben. Damit erhalten Sie ein hautpflegendes Massageöl, das außerdem positiv auf verspannte Muskeln und gereizte Nerven wirkt. Als duftendes ätherisches Öl, z.B. in der Aromalampe, wird die Ringelblume wohl mangels Duft nicht genutzt, ihre Qualitäten liegen in anderen Bereichen.

Saponine und Flavonoide in der Teetasse

Mit einer Tasse Ringelblumentee machen Sie Ihrem Körper ein gesundes Geschenk. In ihm stecken die wichtigen cholesterinabbauenden, die pilztötenden und entzündungshemmenden Saponine. Pilzerkrankungen im Darm- und Hautbereich und Krankheitskeime, die zu Blutvergiftung, Herzmuskel- und Lungenentzündung, Durchfall, Furunkeln usw. führen können, sprechen meist auf eine Ringelblumen-Teekur gut an. Wenn es um die Behandlungen von Immunschwäche, Schmerzen und Gefäßkrankheiten wie Arteriosklerose, Krampfadern und andere Venenleiden geht, treten die in der Ringelblume enthaltenen wasserlöslichen Flavonoide in den Vordergrund. Sie balancieren übermäßige Reaktionen des Immunsystems aus und wirken recht schnell. Flavonoide besitzen außerdem schmerzhemmende Wirkung, indem sie in den Arachidonsäurestoffwechsel eingreifen. Bei Verletzungen und Wunden erhöhen sich die Werte normalerweise und können durch die Flavonoide eingedämmt werden. Daneben beeinflussen Flavonoide die Fließfähigkeit des Blutes und mildern so die Gefahr einer Blutverdickung und Klümpchenbildung. Hierzu tragen außerdem die cholesterinwirksamen Saponine bei, die Ablagerungen in den Gefäßen noch zusätzlich entgegenwirken. Ergänzt von Bitter- und Gerbstoffen, ätherischen Ölen und organischen Säuren ist Ringelblumentee ein wirksames Mittel gegen viele Beschwerden.

Ringelblumenrezepte nach der Hl. Hildegard

Die naturheilkundliche Therapie und die natürliche Lebensweise der hl. Hildegard erfreuen sich seit vielen Jahren großer Beliebtheit. In ihrem Buch „Causae et Curae“ (Heilkraft der Natur) schrieb die Äbtissin Hildegard von Bingen (1098 – 1179) ihr Wissen zum Einsatz von Kräutern, Gewürzen, Getreiden, Gemüse usw. nieder. Sie beschreibt einige Ringelblumenrezepte zu verschiedenen Krankheiten.

Indikation: Ringelblumenauflage und Ringelblumenwein bei Vergiftungen, z.B. Pilz-, Lebensmittel- und Arzneimittelvergiftung

Hildegard von Bingen schreibt: „Wenn jemand etwas Giftiges gegessen hat oder ihm Gift eingegeben worden ist, der koche Ringelblumen in Wasser und lege diese nach dem Abpressen des Wassers warm über seinen Magen. Das macht das Gift geschmeidig, und es wird von ihm ausgeschieden. Denn die Frische und starke Viriditas (Grün- und Heilkraft) der Ringelblume bringt das Gift zur Auflösung. Doch mache dieser Mensch auch sogleich einen guten Wein warm und lege hinreichend von der Ringelblume hinein und mache damit nochmals warm. Denn weil er Gift eingenommen hat, soll er diesen Wein lauwarm trinken, und er jagt das Gift entweder durch die Nase schäumend aus oder er entledigt sich seiner durch Schaum. Denn die guten Kräfte dieser Pflanze, wohl abgestimmt mittels der Weinwärme, befähigen, das Gift zu erbrechen."

Indikation: Ringelblumen-Mehlteig gegen Kopfflechte und Trichophytie

Dazu Hildegard von Bingen: „Wenn jemand auf dem Kopf den Grind (Flechten) hat, der nehme die Blüten und die Blätter der Ringelblume und presse ihnen den Saft aus. Dann mache er aus diesem Saft und ein wenig Wasser und Weizen- oder Roggenmehl einen Teig und packe den ganzen Kopf damit ein und binde ein Tuch oder eine Kappe über den Kopf. Das soll er so lange darauf lassen, bis es warm wird und der Teig eintrocknet. Dann soll er den Teig entfernen und mit einem frischen Teig (9 Tage lang) so verfahren und vor jeder neuen Auflage den Kopf mit einer Ringelblumensaftlauge (Einweichwasser von Blüten, Blättern und Stängeln der Ringelblume) waschen".

Indikation: Ringelblumen-Specksalbe gegen Kopfschuppen

Hildegard von Bingen rät: „Wenn jemandem der Kopf schuppig wird, der nehme ein Stück Speck und schneide das Weiche davon ab und auch die Schwarte. Das, was nahe der Schwarte als Hartes sich findet, das nehme er und zerstampfe es in einem Mörser zusammen mit Ringelblumenkraut. Damit soll er seinen Kopf oft salben. Die Schuppenbildung entfällt und seine Kopfhaut wird gesund".

Einsatzfreudige Ringelblume

Ringelblumen-Teeaufguss

Zum Trinken und auch für manche äußeren Anwendungen eignet sich ein Teeaufguss aus Ringelblumen. Wenn nichts anderes in den Rezepten vermerkt ist, können Sie pro Teeaufguss einen gehäuften Teelöffel (TL) oder so viel, wie großzügig zwischen drei Fingerspitzen passt, auf 1/4 Liter Wasser verwenden. Das Aufgusswasser sollte nach dem Kochen leicht abkühlen, damit auch empfindlichere Inhaltsstoffe weitgehend erhalten bleiben. Sprudelnd kochendes Wasser könnte sie zerstören. Die Ziehzeit beträgt zwischen fünf und zehn Minuten. Zur Unterstützung eines Heilungsprozesses können Sie drei bis vier Tassen Ringelblumentee täglich trinken. Nach etwa sechs Wochen sollte die Intensivkur mit Ringelblumentee dann ein bis zwei Wochen lang unterbrochen werden. So vermeiden Sie einen Gewöhnungsprozess des Körpers und die Ringelblume wird Ihnen immer wieder und bei den verschiedensten Beschwerden helfen.

Ringelblumen-Waschungen

Für Gesichts- oder Teilkörperwaschungen, z.B. bei Hautproblemen, rechnet man pro Liter Wasser drei gehäufte Esslöffel (EL) voll Ringelblumenblüten. Wie beim Teeaufguss sollten Sie die Blüten nicht kochend übergießen, sondern das Wasser nach dem Kochen ein bis zwei Minuten abkühlen lassen. Der Aufguss für Waschungen kann etwas länger ziehen, ca. 10 bis 15 Minuten.

Ringelblumen-Blütenauflage

Es wäre schade, wenn Sie die Blüten nach der Ziehzeit – in Wasser oder Öl – einfach wegwerfen. Sie können sie noch für äußerliche Auflagen (siehe auch Kapitel „Ringelblumenrezepte nach der hl. Hildegard“) verwenden, wenn Sie sie bald einsetzen. Drücken Sie dazu die Blüten leicht aus, und legen Sie sie auf den Problembereich auf bzw. umwickeln Sie die Stelle mit Verbandmull oder Kompressen. Ringelblumenblüten ergeben eine pflegende Gesichtsblütenmaske, eine krampflösende Auflage bei Darmproblemen oder eine hautberuhigende Wirkung bei Sportverletzungen und Blutergüssen.

Ringelblumenöl selbst herstellen

Bei Massageanwendungen und in den Kosmetikrezepten wird Ihnen das Ringelblumenöl häufig begegnen. In Reformhäusern, manchen Naturkostläden und in Apotheken können Sie es unter der Bezeichnung „Calendulaöl“ erhalten. Häufiger Nachteil der fertig gekauften Produkte ist, dass man sich mit der Angabe „auf der Basis pflanzlicher Öle“ zufrieden geben muss. Bei den folgenden Rezepten haben Sie es selbst in der Hand, durch die sorgfältige Auswahl des Basisöls gezielt auf die Bedürfnisse Ihrer Haut einzugehen. Als

Basisöle für einen öligen Blütenauszug eignen sich:

Mandelöl – für die Haut, die zu Infektionen und Juckreiz neigt, die rissig und empfindlich ist
Jojobaöl – ein leichtes Öl, das auch für fettige Haut geeignet ist. Es wirkt Fältchen entgegen und fördert die Elastizität der Haut.
Hagebuttenkernöl – intensiv schützendes, nährendes Öl, das bei rauer, ekzematischer Haut hilfreich ist.
Aprikosenkernöl – für jeden Hauttyp, auch für fettige und unreine Haut, geeignet. Es pflegt ferner empfindliche, beanspruchte Haut sehr gut.
Weizenkeimöl – sehr reich an Vitamin E und daher gut geeignet für sehr trockene, empfindliche, sonnengeschädigte und zu Rötungen und Fältchen neigende Haut.
Sesamöl – sehr mildes Öl, das leicht desinfizierend wirkt. Es wärmt und stabilisiert nervöse, inaktive und überaktive Haut und beeinflusst auch die Schleimhäute positiv.
Avocadoöl – reichhaltiges, schwereres Öl, das die strapazierte, nervöse und nährstoff- und regenerationsbedürftige Haut pflegt.

Herstellung von Ringelblumenöl im Warmansatz: Geben Sie eine Hand voll frische oder getrocknete Ringelblumenblüten in ein feuerfestes Glas, und übergießen Sie sie mit 200 ml hochwertigem kaltgepressten Öl (Ihren Hautbedürfnissen entsprechend), so dass alle Blüten bedeckt sind. Erhitzen Sie das Öl auf 30 – 40^0 C und lassen es etwa drei bis fünf Stunden ziehen. Zwischendurch die Temperatur immer wieder auf ca. 30^0 C bringen. Nach der Ziehzeit die Blüten abfiltern und das Öl nach dem völligen Erkalten in eine dunkle verschließbare Flasche abfüllen. Diese Variante hat den Vorteil, dass Sie Ihr Ringelblumenöl schnell verwenden können. Die abgefilterten Blüten können Sie z.B. noch für ein pflegendes Hand- oder Fußbad verwenden, indem Sie die leicht öligen Blüten einfach dem Badewasser zugeben. In ihnen steckt immer noch genug Kraft, um strapazierte Haut weich zu pflegen.

Herstellung von Ringelblumenöl im Kaltansatz: Geben Sie eine Hand voll frische oder getrocknete Ringelblumenblüten in eine verschließbare Glasflasche und füllen Sie mit 200 ml hochwertigem kaltgepressten Öl (Ihrem Hauttyp entsprechend) auf, so dass alle Blüten bedeckt sind. Die Flasche verschlossen an einem hellen, warmen Ort aufbewahren und ab und zu kreisend schütteln. Nach einer Woche können Sie die Blüten abfiltern und die Blütenmasse zudem noch für äußerliche Auflagen (sehr gut gegen Krampfadern und Bauchkrämpfe) verwenden. Das Öl wird verschlossen an einem dunklen Ort aufbewahrt.

Ringelblumentinktur

Eine Hand voll frische oder getrocknete Blüten mit 1 Liter gutem Branntwein 14 Tage an einem sonnigen warmen Ort ziehen lassen. Ab und zu kreisend schütteln und nach dieser Zeit die Blüten abfiltern. Gut ausgedrückt können Sie die Blütenreste noch als Auflage (Blüten auf ein dünnes Tuch legen) bei Sportverletzungen und Verspannungen verwenden. Die Ringelblumentinktur wird in der verschlossenen Flasche kühl und dunkel aufbewahrt und in kleinen Mengen eingesetzt. Auch dieses Produkt ist fertig erhältlich.

Ringelblumensalbe

Das klassische und vielfach bewährte Rezept für die Ringelblumensalbe lautet: Zwei gehäufte Hände voll frischer Blüten, Blätter und Stängel fein zerschneiden. 500 g gutes Schweinefett in einem Topf auslassen, die Blumenteile in das heiße Fett einrühren und den Topf vom Herd nehmen. Zugedeckt das Ganze einen Tag ziehen lassen. Am nächsten Tag noch einmal kurz unter Rühren erwärmen und die Blumenreste durch einen Leinenfilter abgießen. Wiederholen Sie den Filtervorgang so lange, bis das Fett klar und frei und Pflanzenrückständen ist. Die klare Ringelblumensalbe in Tiegel umfüllen und verschlossen aufbewahren. Schweinefett besitzt eine dem menschlichen Fett ähnliche Struktur. Es hat deshalb den Vorteil, sehr leicht in die Haut eindringen zu können. So können die Ringelblumenwirkstoffe rasch an den Ort des Krankheitsgeschehens transportiert werden.

Wenn Sie auf Schweinefett verzichten möchten, können Sie auch Pflanzenöl verwenden. Erwärmen Sie ca. 300 ml Pflanzenöl in einem Topf und geben die klein geschnittenen Frischpflanzenteile dazu. Nach einem Tag Ziehzeit wie beschrieben nochmals erwärmen und sorgfältig abfiltern. Dann 40 g unbehandeltes Bienenwachs (Apotheke) und 20 g Kakaobutter einschmelzen und in das heiße Öl rühren. Das klare Ölgemisch in warmem Zustand in Kosmetiktiegel umfüllen und erst nach dem Erkalten und Verfestigen der Salbe verschließen.

Ringelblumen-Frischpflanzensaft

Frische Blüten, Blätter und Stängel waschen, gut abtropfen lassen und in der Saftpresse entsaften. Der so gewonnene Frischpflanzensaft sollte möglichst frisch angewandt werden. Die alte Volksmedizin empfiehlt z.B., Warzen oder andere unliebsame Hauterscheinungen damit unverdünnt zu betupfen.

Ringelblume in Fertigprodukten

Die Ringelblume findet sich pur in den beschriebenen Zubereitungsformen wie Tee, Tinktur, Extrakt, Essenz und Öl. Diese Produkte dienen als Basis für verschiedene Anwendungen, wie sie in diesem Buch beschrieben werden. Aus diesen Basisprodukten werden verschiedene Produkte industriell für diverse Eigenbehandlungen und auch zur kosmetischen Pflege hergestellt. Bei der Auswahl empfiehlt sich fachkundiger Rat, denn die Qualitätsunterschiede sind groß. Mit zahlreichen Duft-, Farb- und anderen Zusatzstoffen vermengt, reduziert sich natürlich die eigentliche Wirkkraft der Ringelblume deutlich bzw. ist kaum mehr vorhanden. Eine kritische Überprüfung ist daher angebracht. Eingearbeitet wird die Ringelblume in Badezusätze, Bein- und Fußsalben, Einreibemittel, Fußbäder, Gesichts- und Körperpflegemittel, Massageöle, Shampoos, Seifenstücke und Flüssigseifen.

Ringelblumen-Meditation: So aktivieren Sie Ihre Selbstheilungskräfte

Während Sie eine Tasse Ringelblumentee trinken oder sich vielleicht während einer Ringelblumenauflage entspannen, können Sie die Zeit nutzen, um Ihre Selbstheilungskräfte zu stärken. Mit der nachfolgenden meditativen Geschichte können Sie lesend in Kontakt mit Ihrer inneren Heilkraft kommen. Schließen Sie nach jedem kleinen Abschnitt die Augen und versuchen Sie, das Gelesene so plastisch wie möglich nachzuerleben. Gönnen Sie sich die Zeit, wirklich tief in sich hineinzuhören, dann werden Ihre eigenen Bilder ganz von selbst entstehen. Je häufiger Sie diese Übung machen, desto besser können Sie mit einer Problemstelle in Ihrem Körper Kontakt aufnehmen, z.B. mit dem schmerzenden Kopf, dem verkrampften Magen, den verspannten Muskeln, und gedankliche Heilimpulse dorthin senden. Hilfreich für die gedankliche und körperliche Entspannung ist leise Meditationsmusik, sehr gut sind Naturgeräusche, wie Meeresrauschen, Bachplätschern oder Vogelgezwitscher o.Ä. Setzen Sie sich in eine gemütliche Ecke und stellen Sie sich vor, wie Sie auf die Reise zu Ihrer inneren Heilkraft gehen.

Ich genieße nun eine Zeit für mich, für meinen Körper, Geist und Seele. Ich lasse den heutigen Tag los, die Arbeit, das Geschehene, die Zeit gehört jetzt mir. Ich bin ganz bei mir und höre meinem Atem eine kleine Weile zu. Ich lasse zu, dass sich alle Muskeln lockern und mein Körper sich schwer und warm in den Sessel schmiegt. Um die Entspannung in mir wachsen zu lassen, stelle ich mir nun vor, wie ich losgelöst von allem Alltäglichen auf einer stillen Waldlichtung bin und schließe die Augen ein wenig.

Dann spaziere ich den sonnenbeschienenen Waldweg vor mir entlang und entdecke den Eingang einer Grotte. Mir ist, als ob ich in eine andere Welt trete, als ich durch die Felsspalte in die Grotte schlüpfe. Ich folge den Lichtstrahlen, die durch eine Felsöffnung dringen und tanzend meinen Weg erhellen. Voller Vorfreude gehe ich weiter in die Grotte hinein, die mit jedem Schritt größer und heller wird und mir ihr Geheimnis offenbart: Eine glitzernd helle Quelle, in die mit gleichmäßigem Rauschen ein Wasserfall strömt. Ich beobachte eine Weile, wie das Wasser im gleißenden Licht der Sonne über verwitterte Felsen sprudelt. Wie es rauschend und schäumend in die klare helle Quelle fließt. Die Quelle ist umgeben von feinem warmen Sand und ich setze mich ganz entspannt dorthin und schließe die Augen.

Ich nehme das untere Ende meiner Wirbelsäule wahr. Mit meinem inneren Auge erkenne ich dort einen goldenen Punkt, der sich langsam, dann immer schneller zu drehen beginnt. Der goldene Punkt öffnet sich zu einem Energiewirbel, der langsam meine Wirbelsäule hinaufsteigt. Ich richte meinen Rücken gerade auf, damit der warme goldene Energiewirbel ungehindert strömen kann. Dann schließe ich die Augen, um nach innen zu blicken und zu fühlen, wie der Energiefluss Wirbel für Wirbel bis zu meinem Nacken hinaufsteigt.

Nun leite ich den goldenen Energiewirbel zu einem Organ, das mir Probleme bereitet oder dem ich jetzt etwas Gutes tun möchte. Feinste goldene Energieströme fließen nun an den Ort in meinem Körper, den ich mir vorstelle. Ich spüre, wie sich das Organ völlig entspannt und wie sich die heilende Lichtenergie schützend darum legt. Alle Zellen nehmen die Heilenergie auf und befreien sich von kranken entarteten Strukturen. Alle Blockaden und Schmerzen lösen sich nun auf. Ich schließe meine Augen und sende noch eine Weile goldene Heilenergie zu meinem kranken Organ. Dann leite ich das Heillicht weiter durch den Körper, durch die Muskeln und die Haut und genieße, wie ich mich vollkommen regeneriere.

Während ich die Quelle in der Grotte betrachte, wird mir bewusst, dass ich eine ähnlich schöne und kraftvolle Quelle in mir trage: meine eigene Heilkraft. Ich weiß nun, wie ich sie einsetzen kann. Ich kann die goldene Energie meiner Heilkraft jederzeit zum Fließen bringen. Dazu muss ich mich nur auf den untersten Punkt in meiner Wirbelsäule konzentrieren und kann den Energiewirbel dorthin leiten, wo ich ihn brauche. Mit diesem Wissen gehe ich zuversichtlich den Weg zurück durch die Grotte und bin voller Lebensfreude wieder im Hier und Jetzt.

Auf einen Blick – Indikationen für die Ringelblume

Allgemeines Wohlbefinden: Die Ringelblume besitzt große ganzheitlich umstimmende Kraft, die Störungen an der Basis auflöst. Dadurch wird das Organ so gekräftigt, dass es seine gesunde Funktion wieder aufnehmen kann.

Augenprobleme: Durch ihre entzündungshemmende Wirkung kann die Ringelblume sehr gut bei Augenlidrandentzündung eingesetzt werden.

Bindegewebsregeneration: Die Ringelblume aktiviert die Funktionen der Hautzellen, die dadurch rascher das rosa gefärbte und gefäßreiche Granulationsgewebe produzieren.

Blutergüsse: Die Ringelblume bewirkt den schnelleren Abbau des Blutes, das sich durch Stoß oder Schlag aus den Blutgefäßen ins umliegende Gewebe verteilt hat.

Blutharnen: Der günstige Einfluss der Ringelblume auf die Harnwege unterstützt die Ausheilung von Blasen- und Nierenerkrankungen.

Blutreinigung: Die günstige Wirkstoffkombination der Ringelblume fördert eine umfassende Blutreinigung.

Brustgeschwüre: In alten Heilkundebüchern wird vom erfolgreichen Einsatz der Ringelblume bei Brustgeschwüren berichtet.

Dickdarmentzündung: Zu den umfassenden Heilwirkungen im Verdauungsbereich zählt auch der entzündungshemmende Einfluss im Darm.

Drüsenverhärtungen: Durch ihre regenerativen und reinigenden Inhaltsstoffe löst die Ringelblume Verhärtungen der Drüsen.

Durchfall: Die Ringelblume wirkt regulierend im Verdauungsbereich und dämmt den Durchfall ein.

Entzündungshemmung: Die reinigende Wirkung der Ringelblume lässt Entzündungen schneller abklingen bzw. verhindert solche.

Geschwüre: Eitrige Wunden und Geschwüre heilen durch die haut- und gewebeheilende Kraft der Ringelblume rascher aus. Neben Pfarrer Kneipp berichten auch einige andere kräuterkundige Ärzte von Erfolgen bei bösartigen Geschwüren.

Hauterkrankungen und Hautschäden: Das Wirkspektrum der Ringelblume ist hier groß. Ihr reinigender, zellgewebserneuernder, zusammenziehender Einfluss macht sich bei Flechten, Frostbeulen, Rötungen, Krätze, Hautgeschwüren, Pilzerkrankungen, Schwielen, Wunden, Warzen usw. bemerkbar. Die einzelnen Beschwerden werden im Indikations-ABC dargestellt.

Juckreiz: Hautjuckreiz, wie er aus verschiedenen Gründen auftreten kann, erfährt durch die Ringelblume eine deutliche Milderung bzw. Eindämmung. Darunter fällt auch der Afterjuckreiz, wie ihn Hämorrhoiden auslösen können.

Krampfadern: Die gefäßwirksame und reinigende Kraft der Ringelblume unterstützt die Behandlung von Krampfadern.

Erkrankungen des Verdauungssystems: Leber, Galle, Magen und Darm profitieren in vieler Hinsicht von der Wirkkraft der Ringelblume. Krämpfe, Stauungen, Blockaden, Entzündungen usw. sind ihr Einsatzgebiet.

PMS und Menstruationsprobleme: Schon in der alten Volksheilkunde wurde die Ringelblume bei Frauenleiden eingesetzt. Vor allem wegen ihrer ausgleichenden und mildernden Wirkung erleichtert sie die Phasen der Periode.

Sportverletzungen: Die gefäß- und gewebewirksame Heilkraft der Ringelblume lässt Quetschungen, Muskelzerrungen und andere Sportverletzungen rascher abheilen.

Venenentzündung: Hier kommen der entzündungshemmende und gefäßbefreiende Einfluss der Ringelblume zur Wirkung.

Warzen: Die Wirkstoffkombination in der Ringelblume hat sich in der Warzenbehandlung in verschiedenen Stadien bewährt.

Wundheilung: Durch ihre reinigende, zusammenziehende und zirkulationsfördernde Kraft läßt die Ringelblume Wunden rascher abheilen.

Im großen Indikations-ABC finden Sie zahlreiche Rezepte und Anwendungsmöglichkeiten der Ringelblume und des Rosmarins.

Das Rosmarin–Portrait

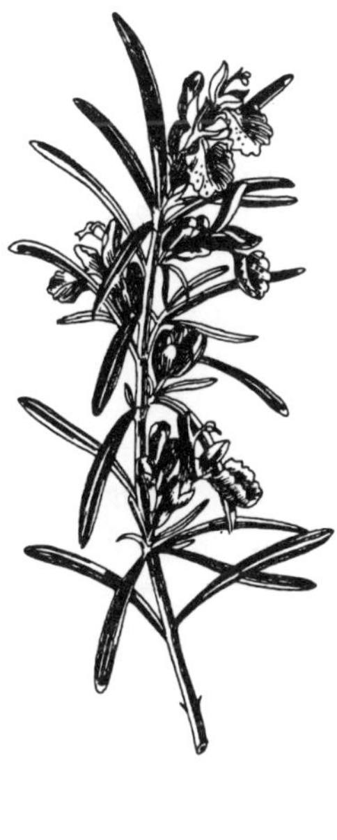

Immergrün, strauchartig und mit einer Größe von bis zu eineinhalb Metern und ebensolcher Breite kann der Rosmarin beachtliche Ausmaße annehmen. Kleinere Exemplare sind allerdings die Regel. Auf den ersten Blick wirken die dünnen, graugrünen und spitz zulaufenden Rosmarinblätter mit ihren eingerollten Seitenrändern wie Tannennadeln. Doch die blassblauen bis weißlichen Blüten und der würzige, kampferartige Geruch des Krautes weisen unverkennbar darauf hin, dass man Rosmarin vor sich hat. Dieses Heilkraut zählt zur Familie der Lippenblütler und hat seine ursprüngliche Heimat im Mittelmeerraum. Heute ist Rosmarin auch hier zu Lande aus Gärten, vom Balkon und vom Fensterbrett-Kräutergarten nicht mehr wegzudenken. Begegnen können Sie dem Rosmarin (*Rosmarinus officinalis*) unter vielen Namen. Er verbirgt sich hinter der Bezeichnung Antonkraut, Brautkraut, Hochzeitsbleaml, Kranzenkraut, Meertau, Reslmarie, Rosmarei, Rosmarein, Rosmarie, Röslimariechen oder Weihrauchkraut. Auf Englisch heißt er *rosemary*, auf Französisch *rosmarin*, auf Italienisch *rosmarino* und auf Spanisch *romero*.

Der „sagenhafte" Rosmarin

Zu den ältesten überlieferten Heilbehandlungen gehört das Räuchern, und dazu wurde Rosmarin gern und oft verwendet. Im Feuer verbrannt, verströmen seine nadelfeinen Blättchen einen würzig-balsamischen Duft, der – wie man schon zu früher Zeit wusste – den Geist weckt und die Gedanken klärt. Die nordamerikanischen Indianer verbrannten Rosmarin im Feuer, wenn sie Rat und Hilfe des großen Geistes für den Stamm oder für die Familie erbitten wollten. Die Schamanen vertrieben mit Rosmarin böse Geister und negative Energien, wie sie z.B. von Krankheiten bis hin zu Wut- und Hassgefühlen anderer ausgehen. Mit Rosmarin schützten sie sich auch vor den Seelen Verstorbener, die noch hilflos auf der Erde irrten und Körper und Geist der Lebenden besetzen konnten. Es ging im Wesentlichen immer darum, einen klaren Geist zu bekommen und eine entsprechende Handlungsfähigkeit zu entwickeln. Diese aus der Intuition heraus gewonnenen Erfahrungen wurden in jüngerer Zeit von dem amerikanischen Forscher John Steele und dem britischen Biophysiker Maxwell Cade bestätigt. Mittels EEG-Messungen an freiwilligen Personen, die verschiedene Düfte einatmeten, konnten sie feststellen, dass der eingeatmete Duft von Rosmarin mehr Beta-Gehirnströme verursachte. Dies sind Gehirnwellen, die auf einen sehr wachen, aktiven Geisteszustand hinweisen. In diesem Buch möchte ich Ihnen einige Möglichkeiten vorstellen, wie Sie mit Rosmarin in den Zustand erhöhter Aufmerksamkeit gelangen können.

Außer diesen konkreten Erkenntnissen ranken sich um den Rosmarin aber noch einige mystische Geschichten. So kommt der Name Brautkraut, wie er in ländlichen Gegenden für den Rosmarin üblich war und zum Teil heute noch ist, nicht von ungefähr. Am Hochzeitstag soll man einen Rosmarinzweig in die Erde stecken. Wenn er Wurzeln bekommt und wächst, gilt das als gutes Vorzeichen für eine lange, glückliche Ehe. Nach alter Überlieferung soll Rosmarin alles begleiten, was beginnt und wachsen soll und was endet und stirbt. An die Wiege des Neugeborenen gebunden, begleitet sein Duft den kleinen Menschen in der ersten Zeit seines Lebens. Im Hochzeitsstrauß oder Haarkranz der Braut soll er den Eheleuten Glück bringen. Und wie der Rosmarin dem Neugeborenen helfen soll, ins Leben zu wachsen, so soll er im Totenkranz dem Verstorbenen den Übergang in die andere Welt erleichtern. Nicht zuletzt hat Rosmarin auch eine „schöne“ Geschichte. Eine Anwendung mit Rosmarin zählt mit zu den berühmtesten Schönheitsrezepten der Welt – das so genannte Ungarnwasser oder Ungarischer Königinnengeist (siehe Kosmetikrezepte). Das Rezept des Destillats ist auf die ungarische Prinzessin Isabella zurückzuführen, die durch das Rosmarinwasser noch im hohen Alter verjüngt wurde. Tatsächlich regt der Rosmarin innerlich wie äußerlich die Durchblutung der Haut an, reinigt und stärkt das Blut, was sich letztendlich an einem rosigeren, frischeren Hautbild ablesen lässt.

Rosmarin im eigenen Garten pflanzen

Wenn Sie in Ihrem Garten einen warmen, geschützten und sonnigen Standort haben, können Sie dorthin einen Rosmarinstock pflanzen. Beste Pflanzzeit kleiner Stecklinge ist im April und Mai, der Boden kann ruhig kalkhaltig sein. Im Frühjahr mag die junge Pflanze reichlich Wasser, im April können Sie Mulch ausstreuen. Überwinterte Pflanzen werden im Frühjahr (März/April) von abgestorbenen Trieben befreit, schneiden Sie dabei verholzte Triebe älterer Pflanzen stark zurück. Im September/Oktober (auch im Februar/März) können Sie dann selbst Hartholzstecklinge in einer Länge von 20 – 30 cm abnehmen und an anderer Stelle einpflanzen. Ein solcher Rosmarinsteckling ist natürlich auch ein willkommenes und heilkräftiges Geschenk. Wenn das Klima nicht allzu rau ist, überwintert der Rosmarin im Garten, wobei man die Erde sicherheitshalber mit Reisig bedecken kann. In kälteren Klimazonen sollte die Pflanze kühl und hell im Haus überwintern. Von Schädlingen wird Rosmarin dank seiner antiseptischen und fungiziden Inhaltsstoffe weitgehend verschont.

Die heilkräftigen Inhaltsstoffe des Rosmarins

An Heil- und Wirkstoffen enthält Rosmarin ätherische Öle, Harze, Gerb- und Bitterstoffe, geringe Mengen an Saponinen, Kamphen, Pinen, Calcium, Eisen, Niacin und Vitamin C. Arzneilich anerkannt sind die Rosmarinblüten *(Flores Rosmarini)* und das Rosmarinkraut *(Herba Rosmarini)*. Aus Kraut und Blüten des Rosmarins wird das farblose bis gelbgrüne ätherische Rosmarinöl *(Oleum Rosmarini)* gewonnen, das wiederum Bestandteil der Rosmarin-Nervensalbe *(Unguentum Rosmarini compositum)* ist. Die Zusammensetzung von Rosmarinöl wechselt je nach Herkunft der Pflanze sehr stark. Deutscher Rosmarin enthält als Hauptbestandteil 16 – 50% Cineol, 6 – 20% Kampfer, Bornylacetat, ferner Pinen, Kamphen und Verbenon. Relativ reich an Cineol sind nordafrikanische Öle, z.B. aus Tunesien. Spanische Öle haben einen geringeren Cineolgehalt, dafür aber bis zu 20% Kampfer und 30 – 40% Monoterpen-Kohlenwasserstoffe. Bitte beachten: Als „wilder Rosmarin“ werden verschiedene Pflanzen bezeichnet, z.B. Gamander- und Porst-Arten sowie die Rosmarinheide. Letztere ist wegen ihres Gehaltes an Andromedotoxin stark giftig.

Ätherische Heilkraft des Rosmarins

Die „Duftkomposition“ des Rosmarins besteht aus den einzelnen ätherischen Ölen wie Borneol, Bornylacetat, Pinene und Kamphen. Enthalten sind diese Bestandteile und ihre anregende, stärkende, bakterien- und pilzhemmende, wundheilende und harntreibende Wirkung im ätherischen Rosmarinöl, das durch Wasserdampfdestillation gewonnen wird. Die ätherischen Bestandteile der Pflanze zählen zu den wasserstoffreichsten Substanzen, und Wasserstoff ist das wärmeverwandteste Element der Erde. Entsprechend besitzt Rosmarin intensiv wärmende und durchblutungsfördernde Eigenschaften. Gleichzeitig verströmt sein Duft aber auch eine angenehme Frische, die an kühle Tannenwälder erinnert. Herb-krautig, harzig, durchdringend und erfrischend steigt sein Duft in die Nase und mutet manchmal lavendelartig an. Letzteres ist nicht verwunderlich, denn auch Lavendel zählt wie der Rosmarin zur Pflanzenfamilie der Lippenblütler. Eingearbeitet in verschiedenste Heilmittel, Kosmetika oder mit Wasser in der Aromalampe verdünnt, kommen die Wirkstoffe des ätherischen Rosmarinöls gezielt zum Einsatz. Auch im Tee oder in Gerichten entfalten sich die ätherischen Öle des Rosmarins. Sie wirken als Stärkungsmittel für Herz und Kreislauf, heben niedrigen Blutdruck an, tonisieren den

Magen, regen den Appetit an, stimulieren die Körpersäfte (Lymphe, Blut, Schweiß, Gallenbildung, Harnfluss und wirken bakterien- und pilzhemmend im Magen-Darm-Bereich. In der Aromatherapie gilt der Rosmarin bzw. sein ätherisches Öl als wertvolle Antriebskraft. Rosmarinöl vertreibt die Müdigkeit, verschafft einen klaren Geist, schärft die Sinne, steigert die Sensibilität und fördert die innere Standhaftigkeit.

Wirkstoffe im Rosmarintee

Enthalten im Rosmarintee sind Gerb- und Bitterstoffe, ätherische Öle, Saponine und Harze, Calcium, Eisen, Niacin und Vitamin C. Sie tragen zur allgemein kräftigenden, anregenden sowie entzündungshemmenden und antibakteriellen Wirkung des Rosmarins bei. Von Rosmarintee profitiert, neben den „Rosmarin-Spezialgebieten“ wie Herz, Kreislauf, Haut und Psyche, der gesamte Organismus. Äußerlich angewandt, etwa in Form von Kompressen mit abgekühltem Teeaufguss, fördert Rosmarin die Hautgesundheit auf verschiedene Weise. Seine antibakteriellen Inhaltsstoffe unterstützen den Heilungsprozess entzündungsgefährdeter Haut. Auf Grund der porenverengenden Wirkung der Rosmarin-Gerbstoffe kann Rosmarintee für Hautwaschungen oder als Basis für Gesichtswasser verwendet werden. Unreiner Haut kommen die bakterienhemmenden ätherischen Öle sowie das zellwirksame Niacin und das hautschützende Vitamin C zu Gute.

Rosmarintinktur, Presssaft und Extrakt

Die Herstellung einer Rosmarintinktur erfolgt mit 50 - 70%igem Alkohol, in den die getrockneten und zerkleinerten Pflanzenteile einige Zeit eingelegt wurden. Nach der Klarfilterung wird die Tinktur dann tropfenweise innerlich, z.B. mit Honig, oder äußerlich als Auflage angewandt. Wenn Sie eine kleine Menge für den Hausgebrauch herstellen möchten, benötigen Sie dazu eine Hand voll frisches blühendes Rosmarinkraut, das mit 1/4 Liter Branntwein angesetzt wird. Lassen Sie den Ansatz etwa ein bis zwei Wochen ziehen und filtern dann die Krautreste ab, gegebenenfalls auch mehrmals, bis die Tinktur völlig klar ist. Aus frisch geerntetem Rosmarinkraut können Sie in der Saftpresse auch einen stark anregenden Frischpflanzenpresssaft herstellen und leicht verdünnt einnehmen. Allerdings benötigt man dazu so große Mengen Kraut, dass es sich angesichts der relativ günstigen Fertigprodukte kaum lohnt. Empfohlen wird die Einnahmemenge von dreimal täglich je 1 EL Presssaft vor den Mahlzeiten. Indikationen dazu sind allgemeine Schwächezustände oder nach Krankheit, Operation oder altersbedingt. Aus frischem oder getrocknetem Rosmarin, ebenso aus Presssäften, stellt man mit Hilfe von Wasser, Weingeist oder Äther eingedickte Pflanzenauszüge her. Auch sie sind hochkonzentriert und werden in Arzneimittel oder Kräuterkosmetik eingearbeitet. Auf Wirkweise und Herstellung von Blütenessenzen aus Rosmarin gehe ich im Kapitel „Feinstoffliche Blüten-Therapeuten“ näher ein.

Power im Rosmarinöl

Wie aus der Ringelblume können Sie auch aus dem Rosmarin ein würzig duftendes Öl herstellen, das nicht mit dem bereits beschriebenen ätherischen Rosmarinöl zu verwechseln ist. Das „normale“ Rosmarinöl kann sowohl für äußerliche Behandlungen, z.B. für muskelentspannende Massagen, zur Kosmetikherstellung als auch in der Küche als schmackhaftes Speiseöl verwendet werden. Im Handel ist es meist als ein mit anderen Wirkstoffen kombiniertes Massageöl erhältlich oder als Kräuteröl für die Küche, ebenfalls in Verbindung mit anderen Zutaten. Da das Herstellungsverfahren, wie auch beim Ringelblumenöl beschrieben, einfach ist, lohnt sich die Selbstherstellung.

Herstellung von Rosmarinöl im Warmansatz: Geben Sie eine Hand voll frisches oder getrocknetes Rosmarinkraut in ein feuerfestes Glas und übergießen Sie es mit 200 ml hochwertigem kaltgepressten Öl. Dieses Öl können Sie Ihren Hautbedürfnissen entsprechend auswählen, Tipps dazu finden Sie im Kapitel „Ringelblume“. Erhitzen Sie das Kraut-Öl-Gemisch auf 30 – 40^{0} C und lassen es etwa drei bis fünf Stunden ziehen. Zwischendurch die Temperatur immer wieder auf ca. 30^{0} C bringen. Nach der Ziehzeit das Kraut abfiltern und das Öl nach dem völligen Erkalten in eine dunkle verschließbare Flasche abfüllen. Diese Variante hat den Vorteil, dass Sie Ihr Rosmarinöl schnell verwenden können. Das abgefilterte Rosmarinkraut können Sie – bei schnellem Einsatz – noch als Muskelauflage oder Badezusatz verwenden. Dabei ist frisches Rosmarinkraut dem getrockneten vorzuziehen.

Herstellung von Rosmarinöl im Kaltansatz: Eine Hand voll frisches oder getrocknetes Rosmarinkraut in eine verschließbare Glasflasche geben und mit 200 ml hochwertigem kaltgepressten Öl (Ihrem Hauttyp entsprechend) ansetzen. Die Flasche verschlossen an einem hellen warmen Ort aufbewahren und ab und zu kreisend schütteln. Nach einer Woche können Sie das Kraut abfiltern und zudem noch für äußerliche Auflagen verwenden. Das Öl wird verschlossen an einem dunklen Ort aufbewahrt.

Rosmarin liebt Hautkontakt

Von seinem Aufbau her besitzt ätherisches Rosmarinöl (wie alle ätherischen Öle) beste Voraussetzungen, um über die Haut wirksam zu werden. Der Molekularaufbau ätherischer Öle ist so fein, dass sie 1000 mal schneller als Wasser über die Haarfollikel in die Haut eindringen können. Dort verbinden sie sich mit dem Sebum, dem Hautfett. Dieses weist eine dem ätherischen Öl verwandte stoffliche Struktur auf und vermischt sich deshalb leicht mit ihm. In die Haut eingedrungen, strömen die Wirkstoffe über feinste Kapillaren in den Blutkreislauf und werden auch von der Lymphflüssigkeit aufgenommen und weitertransportiert. Ein ätherisches Öl, das auf einen bestimmten Hautbereich aufgetragen wird, verteilt sich zunächst im Haut- und Muskelgewebe und erreicht dann die umliegenden Organe. Die Beeinflussung der Organe ist nicht nur im direkten Auftragebereich möglich, sondern auch über die Behandlung der Reflexzonen. Fußsohlen, Handinnenflächen, Gesicht und Rücken stellen solche „Organ- und Körperfunktionszentralen“ dar. Über die Reflexzonen können die Organe und Funktionen, Muskel- und Nerventätigkeiten sowie das Hormonsystem stimuliert werden. Ein mit ätherischen Ölen angereichertes Massageöl bzw. Pflanzenöl kann daher sehr gezielt im Problembereich wirken. Einige Tropfen ätherisches Rosmarinöl in ein pflanzliches Basisöl gerührt (z.B. Mandelöl), ergeben ein wirksames Massageöl bei rheumatischen und gichtigen Schmerzen. Es ist aber auch ein einfaches Mittel gegen kalte Füße und Durchblutungsstörungen. Für inneren Gebrauch, etwa in der Küche, sollten Sie diese Ölmischung aber nicht verwenden, sondern nur das mit Kraut angesetzte Öl.

Rosmarin – und ein Hauch von Klarheit weht

Schnuppern Sie doch mal an einem Fläschchen mit ätherischem Rosmarinöl und im Vergleich dazu an einem Fläschchen Ylang-Ylang. Beide Düfte werden wahrscheinlich blitzschnell eine Reaktion bei Ihnen hervorrufen. Dabei könnte Rosmarin Empfindungen in Ihnen wecken wie Frische, Aufgewecktheit, Müdigkeit abstreifen, aber auch Gedanken an einen erholsamen Waldspaziergang usw. Ylang-Ylang dagegen lenkt die Gefühle eher in Richtung romantische Blumenwiese, orientalische Märkte, geheimnisvolle Tempel usw. Ein Atemzug kann also schon allerhand bewirken. „Technisch“ betrachtet, dringt beim Einatmen der Duft des ätherischen Öls blitzschnell zu den rund 20 Millionen Riechzellen, die wir im oberen Bereich der Nase haben, vor. Die Duftmoleküle besetzen die passenden Rezeptorenhärchen, die aus jeder Nervenzelle herausragen. Diesen Vorgang kann man mit einem Stecker vergleichen, der in eine Steckdose passt. Der Kontakt von Duftmolekül und Rezeptor löst einen Impuls aus, der sofort an das Gehirn in die „Abteilung Limbisches System“ weitergeleitet wird. Dies ist das Zentrum der Wahrnehmung, der Gefühle und der Willenskraft. Hier werden auch die Stoffwechselfunktionen, Stresseinwirkungen und Immunabwehrreaktionen und die Hormonproduktion gesteuert. Von hier aus bewirkt das ätherische Rosmarinöl die schon beschriebene Klarheit der Gedanken, die Konzentrationsfähigkeit und die Gedächtnisleistung. Der ätherische Rosmarinduft hebt die Stimmung, ohne „aufzukratzen“. Man fühlt sich freudig-entspannt und dennoch standhaft und sicher von innen heraus. Durch die Feinstverteilung der Wirkstoffe im ganzen Körper besitzt ätherisches Rosmarinöl außerdem eine gewisse Nachwirkung, denn mit dem ganzheitlichen Wohlbefinden steigt der Gehalt an Immunglobulin im Blut. Das sind Antikörper, die dazu beitragen, dass Infekte, Krankheiten, Wunden usw. rascher heilen. Im psychischen Bereich festigt sich die hervorgerufene klare und sichere Stimmung und trägt ebenfalls zur positiven Umstimmung von Körper, Geist und Seele bei. Ein kurzes Schnuppern am Ölfläschchen kann davon zwar eine Ahnung vermitteln, wenn Sie diese Erfahrungen und Fähigkeiten aber entwickeln möchten, empfiehlt sich ein regelmäßiges „Dufttraining“ mit ätherischem Rosmarinöl in der Aromalampe. Tipps dazu folgen gleich.

Rosmarin & Co. in der Aromalampe

Die vitalisierende Kraft des ätherischen Rosmarinöls bzw. anderer ätherischer Öle können Sie täglich über die Aromalampe nutzen. Dabei können Sie durch die Kombination mit anderen ätherischen Ölen Ihre Stimmung ganz gezielt beeinflussen. Die nachfolgenden Aromaöl-Kombinationen sind für kleine Räume berechnet. Sie können damit z.B. Ihre Lieblingsecke in der Wohnung ausreichend beduften. Bei großen Räumen erhöhen Sie die Aromaöle anteilsmäßig. Die hier angegebenen Tropfenmengen für die ätherischen Öle werden in die gefüllte Wasserschale der Aromalampe geträufelt. Sobald die Kerze die Schale und das Wasser erwärmt, beginnen die ätherischen Öle zu verdunsten – und zu wirken. An einen Duft gewöhnt sich die Nase sehr schnell und das bewusste Duftempfinden lässt nach. Deshalb sollte die Aromalampe nicht über einen längeren Zeitraum brennen. Nach etwa 30 Minuten die Kerze löschen und zu einem späteren Zeitpunkt erneut anzünden. So tritt kein Gewöhnungseffekt ein und Sie können immer wieder neue Wellnessimpulse setzen. Die „dufte" Sinnesschulung über die Nase können

Sie mit Aromaöl-Körpermassagen angenehm ergänzen.

Entspannung liegt in der Luft

Wie Sie sehen, kann die Entspannung mit Rosmarinöl viele Gesichter haben.
Stress lösen und den Geist beleben: 5 Tropfen Rosmarin, 1 Tropfen Rose
Entspannen und befreien bei „Gedankenmühle“: 4 Tropfen Rosmarin, je 3 Tropfen Weihrauch und Zitrone
Geistig befreiend wirken und behaglich stimmen: je 4 Tropfen Rosmarin und Sandelholz, 2 Tropfen Vanille
Entspannen und die Sinne wecken: 4 Tropfen Rosmarin, je 3 Tropfen Jasmin und Mandarine
Entspannende und neu belebende Körper-Ölbehandlung: Ca. 2 – 3 EL hochwertiges Pflanzenöl, z.B. Hagebuttenkernöl, Jojobaöl oder Mandelöl mit je 4 Tropfen Rosmarin und Sandelholz und 3 Tropfen Ylang-Ylang mischen.

Mit Duft zu neuer Konzentration und Kreativität

Die folgenden Duftrezepte machen trotz ihrer entspannenden Wirkung nicht müde, sondern wecken die Konzentration und die Kreativität.
Konzentration und klare Gedanken fördern: je 4 Tropfen Rosmarin und Ysop, 2 Tropfen Minze
Kreativität und Optimismus wecken: je 4 Tropfen Rosmarin und Orange, 3 Tropfen Zitrone
Ausdauer und Konzentration stärken: je 4 Tropfen Rosmarin und Lemonengras, 2 Tropfen Eisenkraut
Erfrischen und die Konzentration stärken: 4 Tropfen Rosmarin, je 3 Tropfen Minze und Bergamotte
Konzentrationsfördernde Körper-Ölbehandlung: Ca. 2 – 3 EL hochwertiges Pflanzenöl, z.B. Mandelöl, Macadamianussöl oder Sesamöl mit 5 Tropfen Rosmarin, 3 Tropfen Zitrone, 2 Tropfen Bergamotte mischen.

Wohlbehagen und Wärme schaffen

Gegen inneres Frösteln kann ätherisches Öl schneller wirken als eine Heizung. Schon nach kurzer Zeit strömt ein behagliches Gefühl durch Körper und Sinne. So lösen sich Verspannungen in der gesamten Körper- und Gesichtsmuskulatur sowie in den Organen (z.B. Bauchkrämpfe).
Wärme und Entspannung vermitteln: 4 Tropfen Rosmarin, je 3 Tropfen Zimt und Orange
Verkrampfungen lösen, behagliche Wärme vermitteln: je 3 Tropfen Rosmarin, Basilikum und Orange

Wärme schenken und Depression auflösen: 4 Tropfen Rosmarin, je 3 Tropfen Jasmin und Sandelholz

Wärmende Körper-Ölbehandlung: Ca. 2 – 3 EL hochwertiges Pflanzenöl, z.B. Weizenkeimöl, Hagebuttenkernöl, Mandelöl mit je 3 Tropfen Rosmarin und Sandelholz, je 2 Tropfen Vanille und Zimt und 1 Tropfen Rose. Das Öl vor der Massage im Wasserbad anwärmen.

Frische Brise für Körper, Geist und Seele

Nicht nur sommerliche Temperaturen, sondern auch Hektik, Zeitdruck oder körperliche Umstände (z.B. Wechseljahre) können ungewollte Hitzewallungen auslösen. Mit befreiend-erfrischenden Düften können Sie Abhilfe schaffen.

Erfrischen und entspannen: 4 Tropfen Rosmarin, je 2 Tropfen Minze, Zitrone und Lavendel

Kühlen und Gelassenheit vermitteln: je 2 Tropfen Rosmarin, Zypresse, Lavendel und Zitrone

Erfrischen und die Gedanken wecken: je 3 Tropfen Rosmarin, Zitrone und Rosenholz

Erfrischende Körper-Ölbehandlung: Ca. 2 – 3 EL hochwertiges Pflanzenöl, z.B. Jojobaöl, Mandelöl oder Kokosöl mit 4 Tropfen Zitrone und je 2 Tropfen Rosmarin, Minze und Mandarine mischen.

Fitnessdüfte für Ihn

Diese herrlichen Düfte erfreuen ganz besonders Männernasen.

Entspannen, motivieren und stärken: je 3 Tropfen Bergamotte und Eisenkraut, je 2 Tropfen Rosmarin und Eukalyptus.

Wohlbefinden fördern und befreien: 3 Tropfen Limette und je 2 Tropfen Rosmarin, Sandelholz, Wacholder und Kreuzkümmel

Gedanken klären, vitalisieren und regenerieren: je 2 Tropfen Rosmarin, Zitrone, Lemonengras, Eichenmoos, Koriander, 1 Tropfen Sandelholz

Entspannende, stärkende Körper-Ölbehandlung: Ca. 3 – 4 EL hochwertiges Pflanzenöl, z.B. Jojobaöl, Hagebuttenkernöl oder Mandelöl, mit je 2 Tropfen Rosmarin, Bergamotte, Zedernholz, Sandelholz und Orange mischen.

Raumreinigung mit Rosmarin

Nicht nur der Geist klärt sich mit dem Duft von Rosmarin. Sie können auch die Raumluft mit ätherischem Rosmarinöl reinigen, indem Sie es in der Aromalampe verdampfen lassen. Mit Rosmarindämpfen können Sie z.B. Büroräume von negativen Schwingungen befreien, Zigarettenrauch oder Küchengerüche aus der Wohnung entfernen oder das Krankenzimmer von

Bakterien in der Luft reinigen. Sehr gut ergänzen sich hier ätherisches Rosmarinöl und Zitronenöl, da beide eine desinfizierende und klärende Wirkung besitzen. Rosmarin- und Zitronendämpfe aus der Aromalampe können innerhalb kurzer Zeit die in der Raumluft vorhandenen Bakterien wirkungsvoll reduzieren bzw. neutralisieren. Lüften Sie zunächst die Räume bei weit geöffnetem Fenster. Danach sollte die Aromalampe mit dem ätherischen Rosmarin-Zitronenöl (je 10 Tropfen) mindestens 15 Minuten brennen, damit sich die Dämpfe überallhin verteilen können. Neben der keimtötenden Wirkung dieser ätherischen Öle lösen sich auch schlechte Gerüche in der Luft auf. Der Duft von Rosmarin und Zitrone vermittelt Sauberkeit und Frische und das angenehme Gefühl, wieder besser und freier im Raum atmen zu können.

Nur reine ätherische Öle wirken

Beim Kauf von ätherischen Ölen für die Aromalampe, für Massageöle sowie für alle anderen Anwendungen ist eines wichtig: Es muss ein „100% reines ätherisches Öl" oder eine „100% natürliche Essenz" sein. Auf diese Bezeichnungen sollten Sie beim Kauf achten, da es auch eine große Anzahl synthetisch hergestellter Duftöle gibt. Sie sind zwar um einiges billiger, haben vom Standpunkt der Naturheilkunde und der Aromatherapie her aber keinerlei positiven Nutzen, da sie im Prinzip tot sind. Nur reine ätherische Öle enthalten die „Seele der Pflanzen" und damit die gesamte Wirk- und Heilinformation, um sie gezielt einsetzen zu können. Die Bezeichnung „naturidentisch" bedeutet, dass verschiedene Essenzen kombiniert wurden, um z.B. den Duft der Rose, Jasmin usw. nachzuahmen. Dieses Verfahren wird aus Kostengründen angewandt, in ihrer Wirkung sind diese Aromaöle den reinen Produkten aber nicht gleichzusetzen.

Wichtig: Ätherische Öle sind Konzentrate und sollten in den meisten Fällen verdünnt werden, dabei genügen wenige Tropfen pro Anwendung.

Rosmarin in Fertigprodukten

Ein breites Angebot fertig erhältlicher Produkte macht es auch beim Rosmarin einfach, die Wirkvielfalt dieser Heilpflanze zu nutzen. Rosmarin ist pur als Tee, Tinktur, Extrakt, Essenz, ätherisches Öl und als Frischpflanzensaft erhältlich. Wie bei der Ringelblume empfehle ich Ihnen, auf Qualitätshinweise und auf eine fachkundige Beratung Wert zu legen. Eingearbeitet wird Rosmarin in folgende Produkte: Badezusätze, Deodorants, Desinfektions- und Geruchsverbesserungsmittel, Gesichts- und Körperkosmetik, Haarshampoos und andere Haarpflegemittel, Massageöle, Muskel- und Rheumasalben, Raumsprays, Zahncremes, Gurgelwässer, Teemischungen, in Suppen, Soßen, Gewürzmischungen, Salatöle, Honig und Liköre.

Rosmarin-Meditation: frei von Belastungen, erfüllt von Lebensfreude

Es gibt Situationen, da hat man das Gefühl, sich im Kreis zu drehen. Gedanken und Handlungen wiederholen sich in stetem Gleichklang, und nirgendwo ist auch nur ein Fünkchen Fortschritt sichtbar. Manchmal scheint das Leben zäh wie Kaugummi und alles ist festgefahren. Dies sind Situationen, wo man Ballast abwerfen möchte, sich erfrischende Impulse wünscht, mehr Klarheit, Weitblick und neue Erkenntnisse. Mit der folgenden meditativen Geschichte können Sie dies erreichen und neue Lebensfreude entwickeln. Rosmarin unterstützt Sie dabei. Geben Sie einfach ein paar Tropfen ätherisches Rosmarinöl in die Aromalampe, während Sie diese Geschichte lesen. Nutzen Sie die intensiv klärende und konzentrationsfördernde Rosmarinwirkung. So fällt es Ihnen leichter, während des Lesens ganz bei der Sache zu sein und die beschriebenen Loslösungsprozesse und die freudige Neuorientierung nachzuvollziehen. Letzteres wird durch die aktivierende Wirkung des Rosmarins verstärkt. Die Lesemeditation eignet sich auch als tägliche Entspannungsübung, z.B. am Abend, um den Tag loszulassen und frei von Belastungen besser einzuschlafen. Da Rosmarin, wie erwähnt, aktivierend wirkt, sollten Sie ihn spätabends nicht einsetzen, wenn Sie nach der Meditation schlafen möchten. Ja, und nun können Sie sich bequem zurücklehnen, Ihre Reise mit „Zielstation Lebensfreude“ beginnt.

Ich lasse nun den heutigen Tag los und genieße die Zeit für mich. Ich atme tief durch und lasse meine Gedanken auf die Reise gehen, bis ans Ufer eines Sees. Silberblau glitzert seine Wasserfläche in der Sonne. Es ist ein wunderbares Bild, und ich öffne mich ganz für die Weite dieses Anblicks. Ich setze mich in das Boot, das am Ufer für mich bereitsteht, und mache es mir gemütlich. Das Boot gleitet langsam auf den See hinaus. Die Wellen wiegen mich sanft, ich fühle mich weich und schwerelos und schließe nun die Augen ein wenig.

In der Ferne sehe ich eine palmenumsäumte Insel, auf die mein Boot zusteuert. Sanft kommt es am Ufer an. Der Sand unter meinen Füßen ist warm und weich und ich genieße es, an den Palmen vorbeizuschlendern, direkt auf einen weißen Tempel zu. Die schneeweißen Marmorplatten des Vorhofes sind angenehm warm und laden zum Verweilen ein. Ganz gelöst setze ich mich auf den warmen Boden und halte mein Gesicht in die Sonne. Es ist so behaglich, dass ich ein Weilchen meine Augen schließe.

Ich staune, denn um mich herum leuchten nun Kerzen. Der ganze Platz ist ins Licht der Kerzen getaucht. Es ist ein wunderbares Gefühl, inmitten des Lichtes zu sitzen. Ich atme das Licht durch mein Herz ein und kann mich plötzlich selbst beobachten. Mein Geist beobachtet von einer höheren Warte aus das Wesen dort unten im Sonnenlicht und im Kerzenmeer des Tempels. Ich bin es wirklich, diese Gestalt, ganz klein ist sie, von hier oben.

Ich betrachte meinen Körper, und die typische Art, wie ich dort sitze, erzählt mir die Geschichte meines Lebens. Erzählt mir von den vielen Hürden, die ich schon genommen habe, erzählt von glücklichen, von traurigen, von nachdenklichen Zeiten. Und ich fühle wie die Liebe zu dem Wesen dort unten wächst, zu dem Wesen mit all seinen Wünschen, Sehnsüchten und Träumen, mit seinen Ängsten und Zweifeln, mit seinem Zorn und seinem Willen. Ich lasse die Liebe zu mir selbst zu und genieße sie. Ich nehme mich nun in meiner Eigenart völlig an. Ich liebe mich selbst und mein Körper antwortet mir mit Lebensfreude und mit Kraft und Mut.

Ich blicke in mein Gesicht, ganz hell ist es im Schein der Sonne und der Kerzen. Ich blicke in meine Augen und sehe meine Seele darin lächeln. Ich sehe die Hoffnung in meinem Gesicht und spüre das Vertrauen und die Bereitschaft, meine eigene Enge zu verlassen und mich von allem Dunklen und Schweren zu lösen.

Die Säulen auf dem Platz haben sich mit Licht gefüllt. Sie schimmern rein und klar, und ich merke, dass es Kristallsäulen sind. Ich beobachte, wie die dumpfen Energien, die mancher Streit in mir hinterlassen hat, sich aus mir lösen. Sie tauchen als dunkle Nebelschwaden in die Kristallsäulen. Ich sehe, wie die bohrenden Energien vieler Enttäuschungen mich verlassen. Ihre Widerhaken lösen sich aus meiner Seele und steigen als dunkler Qualm in die strahlenden Kristallsäulen. Ich sehe, wie sich die bitteren Energien aller Ungerechtigkeiten und aller unerfüllten Wünsche und Erwartungen aus mir lösen. Als schweres, dunkles Wasser fließen sie in die Kristallsäulen.

Nun sehe ich, wie alles Dunkle in den Kristallsäulen geklärt wird. Immer heller werden die Säulen und strahlen klar und funkelnd in der Sonne. Ich verzeihe mir und anderen alle Fehler, Enttäuschungen und Belastungen und fühle, wie es auch in mir immer heller wird. Eine angenehme Leere ist in mir.

Ich fülle sie nun mit Glück, Zufriedenheit, Mut und Kraft.

Ich fühle mich von Tag zu Tag und in jeder Hinsicht besser und besser. Ich bin ruhig und gelassen in allen Nerven und Organen. Alle Verkrampfungen lösen sich, ich bin frei und gesund. Ich weiß, dass dunkle Energien, wie Schwermut, Ärger und Angst, das Licht und die Liebe brauchen, damit sie sich auflösen können. Deshalb stelle ich mir mehrmals täglich bewusst vor, wie helles Licht mich umgibt. Ich tue dies auch jetzt und schließe einen Moment die Augen, um mich im hellen Licht zu sehen.

In mir ist ein Lächeln. Ich bin ruhig und angefüllt mit Lebensfreude. Ich sehe alles klarer, und das weckt meine Handlungskraft. Mit dieser inneren Stärke mache ich mich jetzt auf den Rückweg von meiner Palmeninsel ins Hier und Jetzt – meiner hellen Zukunft entgegen.

Auf einen Blick – Indikationen für den Rosmarin

Allgemeines Wohlbefinden: Rosmarin löst Unlustgefühle und Müdigkeit auf und wirkt ankurbelnd auf die Lebensgeister und die Tatkraft. Wie die Ringelblume besitzt auch Rosmarin grundlegend umstimmende Wirkung auf den Organismus. Das macht sich sowohl bei körperlichen Erschöpfungszuständen positiv bemerkbar als auch bei geistig-seelischer Abgeschlagenheit.

Appetitanregung: Durch Rosmarin kann die Magensaftproduktion gesteigert werden, was auch den Appetit in gesundem Maß fördert. Der geförderte Appetit geht einher mit einem verbesserten und aktiveren Lebensgefühl, der gesteigerte Appetit muss sich daher nicht unbedingt in vermehrten Pfunden ausdrücken. Im Gegenteil: Figurbewussten kann Rosmarin durch seine aktivierende Kraft helfen, z.B. ein Fitnesstraining müheloser zu schaffen.

Arbeitsunlust: Die ankurbelnden Wirkstoffe und Kräfte im Rosmarin machen sich in einer gesteigerten Arbeitslust bemerkbar.

Atemwegserkrankungen: Gegen Husten, Keuchhusten oder auch verschleimte Bronchien wirkt Rosmarin antiseptisch und regt die Lösung festsitzenden Schleims an.

Bakterien- und Pilzhemmung: Die reinigende und desinfizierende Wirkung des Rosmarins kann z.B. die Behandlung einer Pilzkrankheit im Darm unterstützen, ebenso auch auf betroffenen Hautbereichen wirksam sein.

Blutdrucksteigerung: Rosmarin regt den Kreislauf an und wirkt leicht steigernd auf den Blutdruck.

Cellulite: Die durchblutungsanregende Wirkung des Rosmarins unterstützt den Abbau von Schlackenstoffen und gebundenem Wasser in den Bindegewebszellen.

Durchblutungsförderung: Angenehm spürbar wird die durchblutungsanregende Kraft des Rosmarins bei schwachem Kreislauf, bei überwiegend sitzender Tätigkeit bzw. bei allgemeinem Bewegungsmangel und Schwächegefühlen.

Frieren: Da Rosmarin die Durchblutung fördert, beeinflusst er zugleich auch die Wärmeregulierung des Körpers. Kalte Füße und Hände gehören mit Rosmarin der Vergangenheit an.

Galle- und Leberstärkung: Die verbesserte Gallenblasensekretion und die angeregte Leberfunktion ist auf die allgemein umstimmende Wirkung des Rosmarins zurückzuführen, die auch zu einer verbesserten und intensivierten Gesamtleistung des Organismus führt.

Gedächtnisverbesserung: Die anregende Würzigkeit des Rosmarins macht sich in einem verbesserten Gedächtnis bemerkbar. Die Wirkung beruht auf der aktiveren und wacheren Aufnahme von Informationen, wie sie von Rosmarin stimuliert wird.

Hautvitalisierung: Müde, welke, zu Fältchen neigende und fahle, trockene Haut profitiert besonders vom Rosmarin. Er vermittelt neue Frische und Spannkraft, daneben entschlackt er die Haut.

Herzstärkung: Neue Vitalität und „Schlagkraft" vermittelt Rosmarin dem Herzen, entsprechend gelobt wurde er von Kräuterpfarrer Kneipp.

Konzentrationsförderung: Deutlich besser wird die Fähigkeit, sich zu konzentrieren. Längere und intensivere Konzentration wird möglich, die Lernfreude steigert sich.

Kopfhautanregung: Rosmarin regt die Durchblutung der Kopfhaut an, was zu einer verbesserten Nährstoffversorgung der Haut und der Haarwurzeln führt. Das bedeutet neue Vitalität bei problematischer Kopfhaut, bei Haarausfall und bei glanzlosem und kraftlosem Haar.

Kopfschmerzen: Durch seine umstimmend-regulierende Wirkung beeinflusst Rosmarin Kopfschmerzen und Migräne, die sowohl durch Verkrampfung als auch Erschlaffung der Hirngefäße entstehen können.

Kreislaufstärkung: Kreislauf, Blut und Puls werden durch Rosmarin normalisiert, was als eine Folge der Gesamtumstimmung des Organismus zu werten ist.

Leistungssteigerung: Erschöpfungszustände, wie sie nach längeren Krankheiten, nach intensiven Arbeitsphasen, aber auch in schwierigen Lebenssituationen und unter seelischen Belastungen auftreten können, werden vom Rosmarin sehr positiv beeinflusst. Er stärkt, vermittelt neue Kraft und motiviert, die Herausforderungen anzunehmen und zu überwinden.

Rheuma: Die typischen Schmerzen, Verkrampfungen und Muskelspannungen werden durch Rosmarin entspannt und gemildert.

Sportverletzungen: Zerrungen, Quetschungen, Verstauchungen – auch hier wirkt der Rosmarin.

Stimmungsaufhellung: Rosmarin löst düstere Stimmungen auf, vermittelt neuen Schwung, Motivation und wirkt harmonisierend bei Gefühlsschwankungen.

Verdauungsstimulierung: Rosmarin wirkt vielen Störungen im Verdauungssystem entgegen. Seine Inhaltsstoffe sind wirksam gegen Völlegefühle, Blähungen und krampfartige Beschwerden. Indem er die gesunde Produktion von Verdauungssäften anregt bzw. normalisiert, macht er viele Speisen bekömmlicher.

Wetterfühligkeit: Die allgemein stärkende und stabilisierende Wirkung des Rosmarins macht unempfindlich gegen klimatische Einflüsse und hilft gegen Wetterfühligkeit.

Im großen Indikations-ABC finden Sie Details zu den Wirkungsweisen des Rosmarins und der Ringelblume. Rezepte und Anwendungsmöglichkeiten zeigen auf, wie beide Heilpflanzen eingesetzt bzw. zum Teil kombiniert werden können.

Ringelblume und Rosmarin – feinstoffliche „Blüten-Therapeuten“

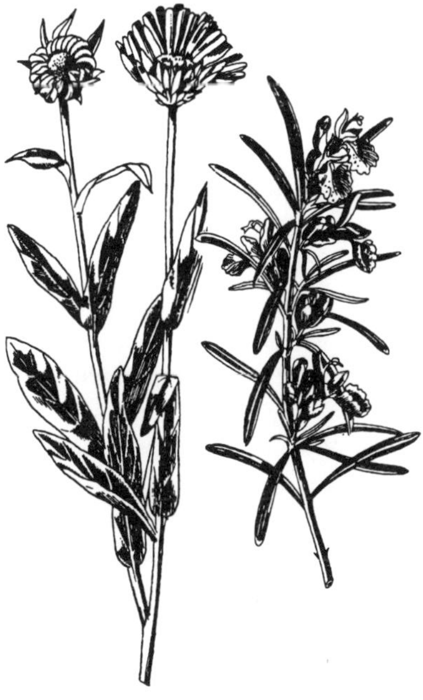

Nicht zu verwechseln mit ätherischen Ölen, die oft auch als ätherische Essenzen bezeichnet werden, sind die Blütenessenzen. Sie werden ebenfalls aus Ringelblume und Rosmarin hergestellt. Ringelblume und Rosmarin zählen zu den Wildblütenessenzen, die sich aus der klassischen Bach-Blütentherapie (nach Dr. Bach, 1880–1936) entwickelt haben. Blütenessenzen wirken auf feinstofflicher Ebene. Sie lösen Blockaden gewissermaßen auf übergeordneter bzw. auf unergründlich tiefster Ebene auf. Vergleichbar ist das z.B. mit einem Fleck auf einer Glasplatte. Sie sehen ihn, er stört Sie, und Sie rubbeln, um ihn wegzubekommen. Aber er bleibt hartnäckig vorhanden. Nach einer Weile entdecken Sie, dass der Fleck sich auf der Unterseite der Glasplatte befindet. Nun reinigen Sie den unteren Teil der Platte, und weg ist der Fleck. Ähnlich wirken Blütenessenzen. Sie führen zum einen zur Erkenntnis, wo „geputzt“ werden muss, zum anderen helfen sie bei dieser Arbeit und erleichtern sie.

Herstellung und Anwendung von Blütenessenzen

Es gibt verschiedene Herstellungsverfahren von Blütenessenzen: die Sonnenmethode (nach Dr. Edwin Bach), die Kochmethode (da nicht alle Blüten zur sonnenreichen Zeit blühen) sowie die Kristallmethode, wie sie beispielsweise der Blütenforscher und -therapeut Andreas Korte durchführt. Bei der Sonnenmethode werden die Blüten an einem warmen Sommertag gepflückt und mehrere Stunden in einer Glasschale mit frischem Quellwasser angesetzt. Unter der Einwirkung von Sonnenlicht überträgt sich im Zeitraum von zwei bis vier Stunden die Schwingung und Heilinformation der Blüten auf das Wasser. Nach dieser Zeit werden die Blüten abgefiltert und das so gewonnene Blütenkonzentrat mit Alkohol haltbar gemacht. Zum Einnehmen wird das Konzentrat dann mit Wasser unter Alkoholzugabe verdünnt, wie es noch beschrieben wird. Die Kochmethode wird hauptsächlich für Pflanzen/Blüten angewandt, die nicht zu einer sonnenreichen Zeit blühen. Die gepflückten Blüten werden dazu in Quellwasser abgekocht, filtriert und dieses Konzentrat wird ebenfalls mit Alkohol haltbar gemacht. Bei der Kristallmethode werden die Blüten nicht gepflückt und nicht beschädigt. Die Schwingungen und Heilinformationen der Blüten werden von der Energie des Kristalls in Fluss gebracht, so dass sie in die mit Quellwasser gefüllten Kristallkörper fließen. Dabei ergeben sich hohe Schwingungskonzentrationen, und auch diese Blütenessenz muss zur täglichen Einnahme verdünnt werden. Blütenessenzen können Sie sich von einem Blütentherapeuten oder vom Heilpraktiker mit entsprechender Ausbildung zusammenstellen lassen. Im Anhang dieses Buches finden Sie Adressen von Bezugsquellen.

Zubereitung und Dosierung von Blütenessenzen

Wenn Sie Ihre Blütenessenz vom Therapeuten zusammenstellen lassen, wird er sie Ihnen schon einnahmefertig zubereiten. Beim Kauf in Apotheken oder bei Blütenvertrieben handelt es sich um „Stockbottles“, das sind Konzentrate, die Sie selbst noch verdünnen müssen. Die Herstellung ist aber nicht schwer. Füllen Sie ein 30 ml Pipettenfläschchen (in Apotheken erhältlich) zu drei Vierteln mit kohlensäurefreiem Mineralwasser und zu einem Viertel mit Alkohol (z.B. Kognak) und geben Sie vier bis sieben Tropfen Blütenessenz aus der Stockbottle hinzu. Bei Blütenmischungen diese Menge anteilsmäßig aufteilen, etwa vier Tropfen Ringelblume, drei Tropfen Rosmarin auf 30 ml Quellwasser-Alkohol-Mischung. Bitte achten Sie dazu auch auf die Herstellerhinweise Ihres Blütenlieferanten. Sie können Blütenessenzen auch äußerlich verwenden, so z.B. der Kosmetik zugeben (siehe Kapitel Kosmetikrezepte, ab Seite 109) oder ins Badewasser geben.

Blütenessenzen selbst herstellen

Pflücken Sie die Ringelblumenblüten und Rosmarinkraut und -blüten an einem sonnigen Tag, möglichst, wenn auch die vorangegangenen Tage schön waren. In den Pflanzenteilen steckt dann die gebündelte Sonnen- und Heilkraft, die sich auf der feinstofflichen Ebene auswirkt. Geben Sie eine Hand voll frisch gepflückter Blüten bzw. Kraut in eine kleine Schale, und füllen Sie diese mit einem Glas (ca. 100 ml) gutem Mineralwasser ohne Kohlensäure auf. Lassen Sie die Blütenschale dann zwei bis vier Stunden in der Sonne stehen. Während dieser Zeit gehen die feinstofflichen Energien der Blüten auf das Wasser über. Nach dem Abfiltern der Blüten mischen Sie ca. 30 ml Kognak ins Blütenwasser, um es haltbar zu machen, und füllen die Flüssigkeit in Fläschchen mit Pipettenverschluss um. Bei der so hergestellten Blütenessenz handelt es sich um ein Konzentrat, das wiederum tropfenweise eingesetzt wird, z.B. in Wasser gelöst eingenommen, in Kosmetik, für Umschläge oder im Badewasser.

Blockadenlöserin Ringelblume

Die Blütenessenz der Ringelblume lehrt das Zuhören und fördert die Ausdruckskraft. Zuhören können ist von unschätzbarem Vorteil im täglichen

Leben und natürlich auch dann, wenn es darum geht, Blockaden und Lebensschwierigkeiten zu klären und aufzulösen. Wer mit Ohr und Herz aufmerksam zuhören kann, dem kommen auch die richtigen Worte über die Lippen. Die Ringelblume lehrt, Mitmenschen zu achten und hilft, ein besseres Verständnis untereinander zu entwickeln. Dabei entsteht die Gabe, das Wesentliche aus dem Gehörten herauszufiltern, ebenso zu erkennen, wann man reden sollte oder wann schweigen angebracht ist. Die Ringelblumenblütenessenz unterstützt auch dabei, alle Emotionen zuzulassen. Diese können oft sehr tief sitzen und über viele Jahre verdrängt worden sein. Das kann z.B. bei Schockerlebnissen bzw. Traumata der Fall sein. Die Ringelblume hilft dabei, mögliche Hintergründe zu erkennen. Dann erleichtert sie es, die Probleme zum Ausdruck zu bringen (z.B. bei klärenden Gesprächen) und schließlich fördert sie den Prozess der Loslösung und Befreiung von der belastenden Situation. Während dieser Zeit können Sie mit der Ringelblumenblütenessenz, immer in der eigenen Mitte bleiben. Daraus ergibt sich ein Gefühl der Stabilität und inneren Ruhe. Schwierige Situationen und Blockaden werden so deutlich leichter gemeistert.

Konzentrations-förderer Rosmarin

Wenn Sie Ihre Aufmerksamkeit bündeln und Ihre Konzentration wecken möchten, kann Ihnen die Rosmarinblütenessenz ein verlässlicher Partner sein. Diese Essenz hilft, den „roten Faden" nicht zu verlieren und bei der Sache zu bleiben, wenn man eine wichtige Arbeit erledigen möchte. Rosmarinblütenessenz ist geeignet an Tagen, an denen man sich nicht richtig im Hier und Jetzt fühlt, sondern Tagträumen nachhängt oder sich immer wieder von Unwichtigem ablenken lässt. Die Essenz vermittelt Struktur, weckt die geistigen Fähigkeiten und stärkt das Gedächtnis. Meditationen mit Rosmarinblütenessenz zeichnen sich durch große Klarheit der Gedanken aus. Geführte Meditationen und Fantasiereisen können intensiver und plastischer erlebt werden, da die Essenz die Visualisierungsfähigkeit fördert. Mit dieser Essenz können Sie auch arbeiten, wenn Sie in der Meditation klare Erkenntnisse zu einer bestimmten Situation gewinnen wollen. Ebenso, wenn Sie nach der Meditation wieder arbeiten möchten. Für eine reine Entspannungsmeditation, nach der Sie anschließend gern einschlafen möchten, sollten Sie Rosmarin allerdings nicht verwenden. Ringelblumenblüten- und Rosmarinessenz ergänzen sich sehr gut. Sie können sie sich vom Blütentherapeuten mischen lassen oder, wenn Sie Stockbottles, also Konzentrate, haben, wie oben beschrieben selbst mischen.

Farblicht- und Blütentherapie mit Ringelblume und Rosmarin

Farblicht und Ringelblumenblüten oder Rosmarinkraut und -blüten verwandeln ein normales Wannenbad in ein farbiges Erlebnis für Körper und Sinne. Wenn Sie Ringelblumen und Rosmarin im Garten haben oder Blüten und Kraut sammeln oder beziehen können, sollten Sie sich ein solches Farberlebnis-Bad einmal gönnen. Für die farbige Heimtherapie benötigen Sie eine Farblampe; im Handel werden dazu spezielle Bestrahlungslampen in verschiedenen Größen angeboten. Möglich ist auch, eine normale Lampe, am besten eine mit Handgriff oder Klammerhaltung, mit der entsprechenden farbigen Glühbirne zu verwenden. Achten Sie auf eine sichere Befestigung in Wannennähe. Als Beleuchtungsquelle genügt eine handelsübliche farbige 75-Watt oder 100-Watt-Glühbirne. Gut geeignet sind sockelverspiegelte Glühbirnen, da sie das Licht bündeln. Stellen oder befestigen Sie den Farbstrahler so, dass der Lichtkegel auf Ihr Gesicht oder auf die Wasseroberfläche gerichtet ist. Das Badewasser sollte zwischen 34 und 37^{0} C warm sein; heißere Temperaturen belasten den Kreislauf unnötig. Die Badezeit beträgt 15 bis 20 Minuten.

Das Ringelblumenblütenbad findet seine ideale Ergänzung in einer gelben oder orangen Farblichtbehandlung, für das Rosmarinbad empfiehlt sich eine hellblaue oder grüne Farblampe. Entspannen Sie sich während des Bades völlig im Farblicht, wobei Sie nicht direkt in die Lampe blicken sollten. Auch bei geschlossenen Lidern wirken die Lichtimpulse auf Körper, Geist und Seele. Dabei wird das Farblicht über die Fotorezeptoren der Augen aufgenommen und an wichtige Teile des Gehirns, die Hirnanhangdrüse (Hypophyse, Sitz in der Mitte der Augenbrauen) und die Zirbeldrüse (Hypothalamus, Sitz im Scheitelbereich am Oberkopf) weitergeleitet. Dies sind zentrale Schaltstellen des Körpers, die für zahlreiche Funktionen des Organismus zuständig sind. Die Hirnanhangdrüse kontrolliert die Bildung von Hormonen, die den Blutdruck regeln, die Urinausscheidung fördern oder bremsen, sie ist auch die Abwehr- und Ausgleichszentrale, die gegen die verschiedensten Stressoren wirksam wird. Stressoren können Bakterien, Viren und andere äußere Einflüsse sein, aber auch Sorgen, Ärger, Stress usw. All diese Vorgänge werden von der Zirbeldrüse in übergeordneter Funktion angeregt bzw. ausgeglichen. Durch Farbe können diese Zentren beeinflusst werden. Über längere Zeit aufgenommen, vertieft sich der Eindruck einer Farbe und kann ganz bestimmte Empfindungen wecken. Dies wird von der Farbtherapie gezielt zur Behandlung von körperlich-geistig-seelischen Problemen genutzt. Dabei kann das bloße längere und ausschließliche Betrachten einer bestimmten Farbe einige der gewünschten Empfindungen auslösen, was sich in Verbindung mit Licht noch intensiviert. Hier können außerdem noch Düfte eingesetzt werden, die über die Nase (wie beim Rosmarin ausführlich beschrieben) in unser „Sinnes- und Gefühlszentrum“ (Limbisches System) geleitet werden und entsprechende Empfindungen vertiefen. Bei den nachfolgenden Farb- und Blütenbädern tritt eben dieser Effekt ein, so dass das Blütenbad zu einem ganzheitlichen Erlebnis wird.

„Sonniges“ Bad in Ringelblumenblüten

Die Farbe der Ringelblume ist meist ein sattes leuchtendes Orangegelb. Es gibt auch Arten, die in klarem Gelb strahlen. Mit einer passenden Farblampe können Sie hier eine wohl tuende Farbharmonie mit orangem oder gelbem Farblicht/Glühbirne schaffen und dabei auf Ihre individuellen Bedürfnisse eingehen.

Gelbes Farblicht und Ringelblumenblüten

Ein Lichtbad in Gelb sollten Sie sich immer dann gönnen, wenn Sie gegen blockierte Gedankenkraft, Unlustgefühle und Frustration ankämpfen. Gelb ist die Farbe der geistigen Aktivierung, sie kann neuen Optimismus, Kreativität und Schöpferkraft in Ihnen wecken. Gelb verströmt das Gefühl von Zufriedenheit aus einer klaren inneren Einstellung heraus. Gelb wird dem Solarplexusbereich, dem so genannten „Sonnengeflecht“, das sich in der Bauchmitte (Nabelbereich) befindet, zugeordnet. Dies ist nicht nur körperlich gesehen unsere Mitte, sondern auch psychisch. Mit gelbem Farblicht kann man das gesamte Verdauungssystem in Harmonie bringen und die normalen Funktionen wieder anregen. Es besitzt positiven Einfluss auf Leber, Galle und Pankreas und fördert hier die Wirkung einer Ringelblumentherapie auf harmonische Weise. Wenn es um seelische Blockaden geht, kann auch hier gelbes Farblicht als Blockadelöser hilfreich sein. So unterstützt Gelb klare Gedankengänge, klare Erkenntnisse und macht bewusst, wo die persönlichen Blockaden sitzen. Gelb weckt die innere Freude am zielgerichteten Handeln. Im psychischen Bereich steht das Sonnengeflecht auch mit den Geistesanlagen in Verbindung. Wer aus seiner inneren Mitte heraus ruhig und gelassen ist, kann freudig, aufgeschlossen und aktiv denken und handeln. Ist beispielsweise der Magen übersäuert, nervös und verkrampft, trägt dies nicht unbedingt zu einer guten Konzentration und freudigen Schaffenskraft bei. Mit der Ringelblume und gelbem Farblicht können Sie wohl tuende Impulse zur Auflösung einer solchen inneren Verkrampfung setzen.

Oranges Farblicht und Ringelblumenblüten

Eine orange Farbbestrahlung hat einen heiter stimmenden Effekt. Sie können damit neue Lebensfreude in sich wecken, wenn sie von Sorgen, Stress und Ärger erstickt scheint. Im körperlichen Bereich reagieren Niere, Blase und Lymphe auf diese Farbe, also Organe, die für Ausscheidung und Entgiftung zuständig sind. Hier besitzt auch die Ringelblume mit ihren blutreinigenden, entgiftenden und darauf aufbauenden umstimmenden Eigenschaften wertvolle Inhaltsstoffe. So wie die Heilbehandlung mit der Ringelblume den Fluss des Feuchtigkeitshaushaltes und die innere Sekretion anregt, so wirkt auch die Farbe Orange auf diese Weise. In Bezug auf Blockadenlösung und die ausgleichende Wirkung der Ringelblumenblütenessenz, können Sie mit der Farbe Orange den befreienden Effekt fördern. Mit Orange kommen Loslösungsprozesse in Fluss und Gefühle der Schwere, Starre und des Trübsinns werden aufgelöst. Bei seelischen Belastungen, Erwartungsängsten und Mutlosigkeit bringt eine Orangebestrahlung mehr Lockerheit, Mut und Gelassenheit ins Spiel. Ein Bad in Orange stimuliert ferner die Kontaktfreude und Kommunikationsfähigkeit.

Sonnige Zeiten im Ringelblumen-Farblichtbad

Lassen Sie das Badewasser einlaufen, und bereiten Sie ein duftendes Badeöl zu. Dazu benötigen Sie 2 EL Ringelblumenöl und 8 Tropfen ätherisches Zitronenöl. Wenn Sie sich für eine orange Farbbestrahlung entschieden haben, nehmen Sie 8 Tropfen ätherisches Orangenöl. Beide ätherischen Öle harmonieren übrigens mit den Wirkungen des Farblichts. Zitronenöl harmoniert gut mit gelbem Farblicht, Orangenöl mit orangem Farblicht. Rühren Sie das ätherische Öl in das Ringelblumenöl und geben Sie 1 EL Ringelblumenextrakt hinzu. Diese Mischung in das Badewasser geben und gut verteilen. Schalten Sie das Farblicht ein und setzen Sie sich in die Wanne. Verteilen Sie nun die bereitgelegten 4 – 5 Hand voll frische Ringelblumenblüten auf der Wasseroberfläche und entspannen Sie sich inmitten Ihres Blütenmeeres.

„Geistiges“ Bad in Rosmarin

Die zart hellblauen Blüten und das grüne Kraut des Rosmarins lassen ebenfalls die Wahl zwischen zwei Farblichtbestrahlungen, entweder hellblau oder grün. Sie können anhand der folgenden Beschreibungen prüfen, welche Wirkung Ihnen zurzeit entspricht.

Hellblaues Farblicht und Rosmarin

Ein hellblaues Farbbad öffnet das Bewusstsein wie ein verschlossenes Fenster. Es macht weit, befreit und lässt tief durchatmen. So wie der Rosmarin, der mit seinen ätherischen Ölen weckend und aktivierend neue Impulse vermittelt. Das hellblaue Farblicht unterstützt wie der Rosmarin dabei, konzentrierte Gedankenkraft zu erlangen. Insbesondere, wenn es darum geht, die überhitzte, gereizte und nervöse „Gedankenmühle“ abzuschalten, vermittelt das hellblaue Licht angenehme Abkühlung und Klarheit. Es dämpft Emotionen, Nervosität, Stress und Überlastung, die sich in Magen- und Darmbeschwerden manifestieren können. Hier trifft die Heilinformation der Farbe Blau auf die beschriebene grundlegende Umstimmung des Organismus, wie sie von Rosmarin gefördert wird. Im körperlichen Bereich wird die hellblaue Farbe dem Halsbereich zugeordnet, wo sie beruhigend und befreiend wirkt. Sie ergänzt die Wirkung des Rosmarins auf Hals, Bronchien und Atemwege und schafft Befreiung von Druckgefühlen auf der Brust. Außerdem fördert hellblaues Farblicht die entkrampfende Wirkung des Rosmarins auf die Muskeln, wodurch sich z.B. Schulter- und Nackenverspannungen, aber auch Kopfschmerzen auflösen können. Mit „Blaulicht“ können Sie neue Gelassenheit und Verständnisbereitschaft in sich fördern. Diese Farbe öffnet uns auch für die Philosophie: „Leben und leben lassen“. Nach einem blauen Farb- und Rosmarinbad sind die Gedanken klarer und die Wahrnehmung ist intensiviert.

Grünes Farblicht und Rosmarin

Wenn Sie den Alltag vergessen wollen, wenn Sie neue Ziele in Ihrem Leben verwirklichen wollen, dann nehmen Sie ein grünes Farbbad mit Rosmarin. Es vermittelt Ihnen starke „Frühlingsgefühle“, die helfen, Altes und Verbrauchtes abzustreifen und sich selbst vollkommen zu regenerieren. Sie können während eines grünen Rosmarinbades ein ganz bestimmtes Lebensziel ins Auge fassen, z.B. die gewünschte oder nötige berufliche oder private Veränderung. Sie können aber auch die körperliche Regeneration in den Vordergrund stellen, und dem Organismus, z.B. nach Krankheit oder Operation, neue Kraft und Immunschutz vermitteln. Grün besitzt viel ausgleichende Energie, mit der Sie Ihre innere Ruhe, Zufriedenheit und Hoffnung stärken können. Bei der Hellblaubestrahlung geschieht dies über die Klärung und „Abkühlung“ der Gedanken und Empfindungsebenen. Bei der Grünbestrahlung steht die Harmonisierung der Zell- und Nervenfunktionen im Vordergrund. Im körperlichen Bereich wird Grün dem Herzbereich und der Thymusdrüse zugeordnet und trifft hier auf die ausgleichend-aktivierende Wirkung des Rosmarins. Eine Grünbestrahlung fördert auch die vertiefte Atmung und wirkt sich positiv auf Lunge und Bronchien, die ja ebenfalls eine „Spezialität“ des Rosmarins sind. Nach einem grünen Farb- und Rosmarinbad werden Sie sich frisch und ganzheitlich regeneriert fühlen und von Kraft und Zuversicht erfüllt sein.

Klarheit und Frische im Rosmarin-Farblichtbad

Lassen Sie das Badewasser einlaufen und bereiten Sie ein duftendes Badeöl zu. Dazu benötigen Sie 2 EL Rosmarinöl, in das Sie je 4 Tropfen ätherisches Rosmarinöl und ätherisches Kamillenöl mischen. Diese Mischung können Sie sowohl für ein hellblaues, als auch für ein grünes Farbbad verwenden. Sie steht zu beiden Farben in schöner Harmonie. Geben Sie das Badeöl ins Wasser und verteilen Sie es gründlich. Schalten Sie dann das Farblicht ein und setzen Sie sich in das duftende Wasser. Nun „krönen“ Sie die Wasseroberfläche mit 2 – 3 Hand voll frischem Rosmarinkraut und genießen Sie Ihr entspannendes, klärendes und erfrischendes Rosmarin-Farblichtbad.

Großes Indikations-ABC – Heilen mit Ringelblume und Rosmarin

Mit Ringelblume und Rosmarin im Garten und in der Hausapotheke stehen Ihnen zwei vielseitige „Naturärzte“ bei gesundheitlichen Problemen zur Seite. Sie finden hier die Einsatzmöglichkeiten der beschriebenen Ringelblumen- und Rosmarinprodukte sowie Rezepte mit diesen Heilpflanzen. Sie werden häufig auf die Bezeichnung Ringelblumen- oder Rosmarinöl (nicht zu verwechseln mit dem „ätherischen“ Öl) treffen. Dabei handelt es sich um einen Pflanzenauszug in Öl. Zur Selbstherstellung finden Sie Näheres in den Kapiteln „Ringelblumenöl selbst herstellen“ bzw. „Power im Rosmarinöl“.

Bei der kurmäßigen Anwendung von Ringelblume und Rosmarin sollten Sie nach vier bis sechs Wochen der innerlichen täglichen Anwendung in Form von Tee und zusätzlichen Gerichten eine

Teepause einlegen und auch die Verwendung im Ernährungsbereich reduzieren. Sie verhindern so die Gewöhnung des Organismus an die Heilimpulse der Kräuter. Grundsätzlich kann man sagen, dass viel nicht gleich viel helfen muss, ein maßvoller Einsatz ist meist wirkungsvoller. Beachten Sie bitte auch, dass Rosmarin ein „Tagesarbeiter“ ist. Seine anregende Wirkung ist in den Abendstunden meist unerwünscht, weshalb Sie ihn nach 17.00 oder 18.00 Uhr mit Zurückhaltung trinken sollten. Die Tagesration Rosmarintee liegt bei ca. zwei bis drei Tassen. Ein Zuviel könnte unangenehme Nebenwirkungen wie Schwindel, Kopfschmerzen, Hochdruck usw. hervorrufen. Rosmarinbäder sollten Sie nur morgens oder in den frühen Nachmittagsstunden nehmen, da sie eine intensiv anregende Wirkung besitzen. Wegen seiner anregenden Wirkung sollten auch Schwangere und Stillende auf die innerliche Einnahme von Rosmarin verzichten, ebenso Menschen mit Neigung zu Epilepsie.

Wenn ein Beschwerdebild über einen längeren Zeitraum besteht, immer wieder auftaucht oder nach Absetzen des Tees wieder aufflammt, sollten Sie die Ursache auf jeden Fall medizinisch abklären lassen. Bei langwierigen oder chronischen Erkrankungen können Ringelblume und Rosmarin die ärztliche Behandlung gut unterstützen, doch empfiehlt sich dabei eine Absprache mit dem Arzt. Bei anderen Beschwerden oder Unwohlsein sollte nach drei bis vier Tagen des Kräutereinsatzes eine Besserung eingetreten sein. Wenn dies nicht der Fall ist, empfiehlt sich auch hier eine Untersuchung und Abklärung der Symptome durch den Arzt oder Heilpraktiker.

Mengenangaben:
TL = Teelöffel; EL = Esslöffel
wenn nicht anders angegeben immer knapp gestrichen voll

Allgemeines Wohlbefinden

Rosmarin löst Unlustgefühle und Müdigkeit auf und wirkt ankurbelnd auf die Lebensgeister und die Tatkraft. Eine Tasse Rosmarintee am Morgen lässt so manches Gähnen erst gar nicht aufkommen. Seine vitalisierende Kraft macht sich bei körperlicher Erschöpfung, bei altersbedingten Schwächezuständen, während der Rekonvaleszenz sowie bei geistig-seelischer Abgeschlagenheit positiv bemerkbar. Packen Sie Rosmarin auch ins Gepäck, wenn Sie Reiseprobleme und Jetlag befürchten. Wenn es darum geht, stressbedingte Unwohlgefühle aufzulösen, kann die Ringelblume Abhilfe schaffen.

Schneller Muntermacher: Ein Papier- oder Taschentuch mit 3 – 4 Tropfen ätherischem Rosmarinöl beträufeln und einige Minuten den Duft tief einatmen.

Gegen Jetlag: Alle 4 Stunden 5 Tropfen Rosmarintinktur auf ein kleines

Glas kaltes Wasser einnehmen. Möglich ist auch eine Mischung aus Avena-sativa-Tinktur und Rosmarintinktur (Apotheke).

Vitaldrink: 1/8 Liter Orangensaft, Saft einer Zitrone und 1 Eigelb zusammen aufschütteln und diesen Drink nach Geschmack mit Rosmarinhonig süßen.

Energieschub: Dreimal täglich 1 EL Rosmarinpresssaft vor den Mahlzeiten einnehmen.

Entspannungs- und Einschlafhilfe: Heiße Ringelblumenmilch mit Ringelblumenhonig gesüßt. Übergießen Sie dazu 1 TL Ringelblumen mit einer Tasse heißer Milch. 5 – 10 Minuten ziehen lassen und nach dem Abfiltern mit Ringelblumenhonig süßen.

Wohlfühltees für jeden Tag

Anregend und harmonisierend: Rosmarin und Rose. Je 1 TL pro Tasse Aufguss, 5 – 8 Minuten ziehen lassen, 2 – 3 Tassen täglich.

Körper und Geist vitalisieren: Rosmarin und Hagebutte. Je 1 TL pro Tasse Aufguss, 5 – 10 Minuten ziehen lassen, 2 – 3 Tassen täglich.

Ausgleichend und stresslösend: Ringelblume und Rose. Je 1 TL pro Tasse Aufguss, 5 – 8 Minuten ziehen lassen.

Harmonisieren und die Sinne wecken: Ringelblume und Jasmin. Je 1 TL pro Tasse Aufguss, 5 – 8 Minuten ziehen lassen.

Aphten (Mund- und Schleimhautbläschen)

Bei schmerzhaften, entzündlichen Aphten an der Zunge, im Mundwinkel oder am Gaumen können Sie in der Ringelblume Hilfe finden. Mit ihren entzündungshemmenden und schleimhautwirksamen Inhaltsstoffen tritt meist schnelle Besserung ein.

Mundspülung: Bereiten Sie mehrmals täglich ein kleines Glas Wasser mit Ringelblumentinktur (2 Teile Wasser, 1 Teil Tinktur) zu, und spülen Sie damit einige Minuten lang den Mundbereich aus. Zwischendurch kann die schmerzende Stelle auch mit verdünnter Tinktur betupft werden. In der Apotheke können Sie sich auch eine „Calendula-Hypericum-Tinktur“ herstellen lassen, die ebenfalls sehr gut gegen Aphten wirkt.

Appetitanregung

Durch Rosmarintee kann die Magensaftproduktion gesteigert werden. Dies fördert den Appetit in gesundem Maß. Der geförderte Appetit geht einher mit einem verbesserten und aktiveren Lebensgefühl, so muss sich der gesteigerte Appetit nicht unbedingt in vermehrten Pfunden ausdrücken. Im Gegenteil. Schlankheitsbewussten kann Rosmarin durch seine aktivierende Kraft helfen, z.B. ein Fitnesstraining müheloser zu bewältigen. Trinken Sie Rosmarintee zur Appetitanregung etwa 20 – 30 Minuten vor den Mahlzeiten.

Arbeitsunlust

Die ankurbelnden Wirkstoffe und Kräfte im Rosmarin machen sich in einer gesteigerten Arbeitslust bemerkbar. Dazu wird Rosmarin einfach in den Tag integriert. Beginnen Sie Ihren Tag mit Rosmarintee, aufs Pausenbrot wird eine Fingerspitze Rosmarinkraut gestreut, in der Mittagspause kommt eine Prise Rosmarin über den Salat. Bei Konzentrationsschwäche können Sie außerdem den Duft von Rosmarin über die Aromalampe atmen. Dazu finden Sie im Kapitel „Rosmarin & Co. in der Aromalampe“, ab Seite 30, weitere Tipps.

Vitale Arbeitsduftmischung: Je 4 Tropfen ätherisches Öl von Rosmarin, Lemonengras und 2 Tropfen Eisenkraut in die Wasserschale der Aromalampe geben. Die Menge ist für einen kleinen Raum oder die Büroecke berechnet. Bei größeren Räumen geben Sie anteilsmäßig mehr Tropfen dazu. Diese Mischung eignet sich gut, wenn Sie mit Ausdauer, Freude und Konzentration bei der Sache bleiben wollen.

Ein Löffel Arbeitsfitness: Ein kleiner Löffel mit Rosmarinhonig ist ein superschneller Muntermacher. Stimmungstiefs und Antriebsschwäche können damit rasch überwunden werden. Sie können mit etwas Rosmarinhonig (Herstellung siehe Küchenrezepte) auch Ihren Tee abrunden.

Vitalisierendes Morgenbad: Je 5 Tropfen ätherisches Rosmarinöl, Lemonengrasöl und Orangenöl in 3 EL Sahne vermischen und diese Mischung in das bereits eingelaufene Badewasser rühren. Nach diesem 10-minütigen Bad bei 36^0 C werden Sie sich fit und gestärkt fühlen für einen langen Tag.

Atemwegserkrankungen

Bei Husten, Keuchhusten und verschleimten Bronchien wirkt Rosmarin antiseptisch und regt die Lösung festsitzenden Schleims an. Daneben wirkt er krampflösend und erleichtert die Atmung.

Warme Brust- oder Rückenauflage: 1 – 2 EL Ringelblumenöl mit 4 Tropfen ätherischem Rosmarinöl und 1 Tropfen echtem ätherischem Kamillenöl mischen. Warm auf die Haut auftragen und den ganzen Bereich mit einem vorgewärmten Wollschal oder Frottiertuch abdecken. Etwa 1/4 Stunde aufliegen lassen und danach noch einige Zeit ruhen.

Augenrötungen, Lidrandentzündung

Durch ihre entzündungshemmende und beruhigende Wirkung kann die Ringelblume sehr gut bei diesen Augenproblemen eingesetzt werden. Daneben besitzt sie abschwellende Wirkung, was bei geschwollenen und verkrusteten Wimpernrändern hilfreich ist.

Augenbad: Mit einer Augenwanne (Apotheke) 1 – 2 mal täglich Augenbäder durchführen. Verwenden Sie mehrfach gefilterten lauwarm abgekühlten Ringelblumenteeaufguss.

Augenauflage: Lichtempfindliche, überanstrengte Augen genießen eine abendliche Augenauflage (ca. 10 – 15 Minuten) mit lauwarmem Ringelblumentee. Sowohl beim Augenbad als auch nach der Augenkompresse müssen die Augen sorgfältig getrocknet werden. Aufenthalt im Freien oder Zugluft danach vermeiden.

Bakterien- und Pilzbekämpfung

Rosmarin kann die Behandlung von Bakterien- oder Pilzbefall im Darm sowie auf der Haut unterstützen. Die Wirkung beruht auf seinen reinigenden, desinfizierenden und pilzhemmenden Inhaltsstoffen, wodurch auch eine grundlegende Umstimmung und Regeneration der Darm- und Schleimhautflora angeregt wird. Die allgemeine Darmpflege kann außerdem von Ringelblumentee ergänzt werden, der das Immunsystem stärkt und gegen Begleiterscheinungen wie Hautentzündungen, Darmgeschwüre, Durchfall und Fieber wirkt.

Antipilzernährung: Integrieren Sie frischen oder getrockneten Rosmarin in Ihre zucker- und weißmehlfreie Ernährung. Er schmeckt zu frischem Gemüse und auch zu Obstmahlzeiten. Ergänzend können Sie Rosmarintee und Ringelblumentee trinken.

Blähungsmildernde Bauchmassage: 1 EL Rosmarinöl mit je 2 Tropfen ätherischem Rosmarinöl und Fenchelöl mischen und leicht erwärmt auf den gesamten Bauchbereich auftragen. Massieren Sie den Bauch einige Minuten mit langsamen, im Uhrzeigersinn kreisenden Bewegungen. Wohl tuend ist nach der Bauchmassage die Auflage von einem warmen Frottiertuch. Verzichten Sie anschließend auf einengende Kleidung und kalte Getränke. Besser: heißer Rosmarin- oder Ringelblumentee.

Blutreinigung und Blutaufbau

Durch seinen ganzheitlich umstimmenden Effekt schafft Rosmarin eine gesunde Basis im Organismus, wovon der Blutaufbau profitiert. Ebenso trägt die Ringelblume durch die Stärkung des Immunsystems und mit ihrer blutreinigenden Wirkung zu gesundem Blut bei. Eine mehrwöchige Kur mit Rosmarin- und Ringelblumentee und eine Ergänzung der täglichen Ernährung durch diese beiden Heilpflanzen bringt nicht nur positive Bewegung in die Blutwerte, sondern Sie werden sich auch wohler fühlen. Eine umfassende Entschlackung ist eine gute Grundlage für einen Neuaufbau. Weitere Anregung dazu finden Sie im Kapitel „Ein Tag für Magen und Verdauung“, ab Seite 94. Der bei der Blutdruckregulierung beschriebene Lapachotee kann ebenfalls gute Wirkung auf den Blutaufbau erzielen.

Bluterguss

Die Ringelblume bewirkt den schnelleren Abbau des Blutes, das sich durch Stoß oder Schlag aus den Blutgefäßen fleckenartig ins umliegende Gewebe verteilt hat. Auch die häufig gleichzeitig auftretende Schwellung und Schmerzen werden von der Ringelblume gemildert.

Auflage/Kompresse: Ringelblumentinktur und eisgekühltes Wasser im Verhältnis 1:10 mischen. Ein Tuch darin tränken und kalt auf den Bluterguss legen/binden. Sobald das Tuch warm ist, ein neues mit der kalten Flüssigkeit anfeuchten und auflegen, so dass der Bereich mindestens eine halbe Stunde behandelt wird. Den Bluterguss anschließend sanft mit Ringelblumensalbe einreiben und den Bereich gegebenenfalls verbinden.

Blutharnen

Der günstige Einfluss der Ringelblume auf die Harnwege unterstützt die Ausheilung von Blasen- und Nierenerkrankungen und kann bei Blutharnen auch als Ergänzung der weiteren medizinischen Therapie eingesetzt werden. Eine Absprache mit dem Arzt ist empfehlenswert. Trinken Sie bei entsprechenden Problemen 3 – 4 Tassen Ringelblumentee, jeweils schluckweise, da es auf die kleine Menge und die Stetigkeit ankommt.

Brustdrüsenentzündung und Brustgeschwüre

Eine Brustdrüsenentzündung, wie sie während der Stillzeit, durch Reibungskontakt bei sportlicher Betätigung oder als hormonelle Reaktion auftreten kann, wird durch die Ringelblume günstig beeinflusst, da sie abschwellend und entzündungshemmend wirkt. In alten Heilkundebüchern wird außerdem vom erfolgreichen Einsatz der Ringelblume bei Brustgeschwüren berichtet. In beiden Fällen sollten Sie zur Klärung der Ursache und zur genauen Diagnose auf jeden Fall einen Arzt zu Rate ziehen.

Abschwellende Salbe: Tragen Sie mehrmals täglich auf die gesamte Brustwarze etwas Ringelblumensalbe auf. Bei Schmerzen und akutem Anschwellen und Röten der Brustwarzen nach dem Stillen oder nach dem Sport können Sie Auflagen mit gekühltem, mehrfach gefiltertem Ringelblumentee machen und anschließend mit Salbe behandeln.

Auflage bei Geschwüren: Bei Brustgeschwüren empfiehlt die Volksheilkunde tägliche Ringelblumentinktur-Auflagen im Verhältnis 1:10 mit abgekochtem, abgekühltem Wasser. Ergänzend trinkt man 3 – 4 Tassen Ringelblumentee täglich zur ganzheitlichen Umstimmung.

Cellulite

Die durchblutungsanregende Wirkung des Rosmarins unterstützt den Abbau von Schlackenstoffen und gebundenem Wasser in den Bindegewebszellen. Neben der fettreduzierten und vitaminreichen Ernährung trägt Rosmarin zur Umstimmung des Organismus bei, da er verschiedene Stoffwechselvorgänge anregt. Die Ringelblume unterstützt mit ihrer blutreinigenden Wirkung das Ausschwemmen der Schlackenstoffe.

Weitere Anregungen finden Sie im Kapitel „Schlankheitstag mit Ringelblume und Rosmarin“, ab Seite 103.

Bodyforming-Gel: Mischen Sie 100 ml destilliertes Wasser, 3 EL Rosmarinpresssaft, 30 ml Jojobaöl, 10 Tropfen Ringelblumenextrakt, 10 Tropfen ätherisches Rosmarinöl, je 5 Tropfen ätherisches Fenchelöl, Geranienöl und Zitronenöl sowie 10 Tropfen Grapefruitkern-Grüntee-Extrakt (Apotheke), und geben Sie 1 TL Gelbildner (Naturkosmetik-Laden) dazu. Rühren Sie das Gelpulver kurz in der Flüssigkeit auf und schütteln Sie die Mischung kräftig in einem verschließbaren Becher. Danach ist das Gel anwendungsbereit. Massieren Sie es zwei- bis dreimal täglich in die betroffenen Cellulitezonen ein. Es zieht schnell ein und hinterlässt ein angenehm elastisches Hautgefühl.

Tees contra „Orangenhaut“

Durchblutung und Fettabbau anregen: Rosmarin und Fenchel. Je 1 gestrichener TL pro Tasse Aufguss, 10 Minuten ziehen lassen und abfiltern. 2 – 3 Tassen täglich.

Entwässern und vitalisieren: Rosmarin und Brennnessel. Je 1 TL pro Aufguss, 5 Minuten ziehen lassen und abfiltern. 2 Tassen täglich.

Schlacken aus dem Bindegewebe lösen: Rosmarin und Apfel. 1 gestrichener TL Rosmarin, 1 gehäufter TL Apfelschalen pro Aufguss, 10 Minuten ziehen lassen und abfiltern. 2 – 3 Tassen täglich.

Schlacken ausschwemmen: Ringelblume und Apfelschalen. Je 1 TL pro Tasse Aufguss, 10 Minuten ziehen lassen und abfiltern. 3 Tassen täglich.

Darmentzündungen und Darmkrämpfe

Darmentzündungen werden häufig von Blähungen, Krämpfen und/oder Durchfall begleitet, gegen die die Ringelblume entzündungshemmende, zellregenerierende und schleimhautwirksame Inhaltsstoffe zu bieten hat. Allem voran Carotinoide, deren Wirkung seit einiger Zeit auch in der Krebsbekämpfung bekannt ist. Weitere Tipps zur Gesunderhaltung des Darms sind im Kapitel „Magen- und Verdauungstag" beschrieben.

Entkrampfende Bauchauflage: Bei Bauch- und Darmkrämpfen können Sie heißen, starken Ringelblumenaufguss einsetzen. Ein Tuch darin tränken und heiß und feucht etwa 20 Minuten auf dem Bauch aufliegen lassen.

Warme Blütenauflage: 2 Hand voll Ringelblumenblüten mit heißem Wasser übergießen und kurz ziehen lassen. Danach die Blüten leicht ausdrücken und auf den Bauch legen. Mit einem Tuch umwickeln und in warmer Umgebung 1/2 Stunde entspannen. Ebenfalls entspannend ist eine leichte Bauchmassage mit warmem Ringelblumenöl.

Teemischungen zur Darmberuhigung

Bakterien- und entzündungshemmend: Ringelblume. 1 TL pro Tasse Aufguss, 8 – 10 Minuten ziehen lassen und abfiltern. 2 – 3 Tassen täglich.

Entkrampfen und entspannen: Ringelblume, angestoßener Kümmel und Fenchel. Je 1 TL auf 1/4 Liter Aufguss, 10 Minuten ziehen lassen und die Menge in kleinen Schlucken über einige Zeit verteilt trinken, gegebenenfalls warm halten. Bei Bedarf eine zweite Portion aufgießen.

Drüsenschwellungen

Durch ihre regenerativen und reinigenden Inhaltsstoffe regt die Ringelblume die Zirkulation in den Drüsen wieder an. Krankheitskeime oder Stoffe, z.B. solche, auf die der Organismus allergisch reagiert, können nun ausgeschieden werden. Als generelle Unterstützung von innen können Sie 3 – 4 Tassen Ringelblumentee täglich trinken.

Auflage: Legen oder binden Sie kalte, in Ringelblumenaufguss getränkte Tücher auf die geschwollenen Drüsen. Wechseln Sie die Auflage mehrmals hintereinander, wenn das Tuch warm geworden ist.

Durchblutungsanregung

Rosmarin regt die Durchblutung an. Angenehm spürbar wird dies bei schwachem Kreislauf und daraus resultierenden Kopfschmerzen, bei beschleunigtem Puls, kalten Gliedern, Beinschwere und Trägheitsgefühlen.

Anregendes Bad: Verrühren Sie 8 – 10 Tropfen ätherisches Rosmarinöl mit 2 EL Rosmarinöl, und geben Sie das Badeöl in die bereits halbvoll gefüllte Wanne. Die Badetemperatur sollte bei 36^0 C liegen und 15 Minuten nicht überschreiten, da die Wirkung eines Drei-Viertel-Bades recht intensiv ist. Längeres Verweilen im Wasser könnte anschließende Unruhegefühle und Herzklopfen hervorrufen. Dieses Bad bereitet auf einen beschwingten und aktiven Tag vor. Sie sollten es daher eher am Vormittag oder am frühen Nachmittag nehmen.

Massageöl gegen kalte Füße: 1 EL Rosmarinöl mit je 3 Tropfen ätherischem Rosmarin- und Wacholderöl mischen und damit die Füße massieren. Sie können den Massage- und Durchblutungseffekt intensivieren, wenn Sie das Öl mit einer Luffabürste einmassieren. Auf diese Behandlung reagieren auch innere Organe, die mit der Massage über die Reflexzonen der Füße stimuliert werden, sehr positiv. Nach ein paar Minuten werden Sie merken, wie langsam ein angenehmes Wärmegefühl die Füße durchflutet.

Anregende Wadenmassage: 10 Tropfen ätherisches Rosmarinöl und je 5 Tropfen Angelika und Wacholder in 50 ml Mandelöl oder Weizenkeimöl rühren. Bei Durchblutungsstörungen in den Unterschenkeln besitzt dieses Massageöl anregende Wirkung.

Erkältung mit Hals- und Atembeschwerden

Hier können Sie mit der Heilkraft des Rosmarins und seiner intensiven ätherischen Öle rechnen. Rosmarin befreit die Nase und Atemwege, fördert das Lösen von festsitzendem Husten, löst Verkrampfungen der Atemwege, desinfiziert bei Hals- und Racheninfektionen und wirkt auch gegen Begleiterscheinungen wie Kopfschmerzen, Müdigkeit und Gliederschmerzen.

Immunschutz-Drink: Dazu ein Glas schwarzen Johannisbeersaft (kein Nektar, ohne Zuckerzusatz, am besten aus dem Reformhaus) kurz erhitzen, einen Spritzer Zitronensaft zugeben und 1 – 2 TL Rosmarinhonig einrühren. In kleinen Schlucken so heiß wie möglich, 2 – 3 Gläser täglich trinken. In diesem Drink stecken bakterienhemmende, bronchien- und lungenwirksame sowie ganzheitlich vitalisierende Biostoffe.

Die Atemwege entstauen und Brustschmerzen stillen: Dreimal täglich abwechselnd je 1 EL Spitzwegerichsirup und dreimal täglich je 1 TL Rosmarinhonig einnehmen.

Hals und Rachen desinfizieren und beruhigen: 1/2 TL Rosmarintinktur auf 1/2 Glas Wasser und mehrmals täglich gurgeln. Oder 3 – 5 Tropfen ätherisches Rosmarinöl in ein Glas Wasser geben und damit gurgeln.

Einreibung bei Druck- und Atembeschwerden: 1 EL Rosmarinöl mit 2 Tropfen ätherischem Rosmarinöl mischen und auf Brust oder Rücken verreiben. Die Stelle gut warm halten.

Kopfschmerzen lösen: 5 Tropfen ätherisches Rosmarinöl in ein Glas kaltes Wasser geben und 2 dünne Tücher darin tränken. Feucht, das eine auf der Stirn, das andere im Nacken, einige Minuten aufliegen lassen.

Dampfbad gegen verstopfte Nase und entzündliche Prozesse: 4 Tropfen ätherisches Rosmarinöl und 2 Tropfen ätherisches Kamillenöl in eine Schüssel heißes Wasser geben und ca. 5 – 8 Minuten den Dampf mit einem Handtuch über dem Kopf einatmen.

Einreibung gegen Gliederschmerzen: 8 Tropfen ätherisches Rosmarinöl mit 2 EL Rosmarinöl mischen und die betroffenen Bereiche damit einmassieren.

Tees gegen Triefnase und Frosch im Hals

Die inneren Vitalkräfte aufbauen: Rosmarintee mit Rosmarinhonig. 1 TL pro Aufguss, 10 Minuten ziehen lassen und nach dem Abfiltern mit Rosmarinhonig süßen. 2 Tassen täglich.

Schweißtreibend und Verschleimungen lösend: Rosmarin und Lindenblüten. Je 1 TL pro Tasse Aufguss, 5 – 10 Minuten ziehen lassen und nach dem Abfiltern heiß in kleinen Schlucken trinken. 1 – 2 Tassen täglich.

Faltenbildung

Die in der Ringelblume enthaltenen Carotinoide sind eine Vorstufe des Vitamin A, das die Talgdrüsenabsonderung – egal ob zu viel oder zu wenig – harmonisiert. So reduzieren Sie vermehrte Schuppenbildung, trockene Haut und Trockenheitsfältchen. Rosige Zeiten für müde und fahl wirkende Haut beschert auch Rosmarin auf Grund seines schon beschriebenen durchblutungsfördernden Effekts.

Schnelle Vitalkompresse: 1 Tasse kalte Vollmilch mit je 1 EL Ringelblumenextrakt und Ringelblumenöl vermischen. Ein Tuch in die Schönheitsmilch tauchen und dieses dann feucht für einige Minuten auf das zuvor gereinigte Gesicht drücken bzw. aufliegen lassen. Trockenheitsfältchen mildern sich deutlich, die Haut wirkt erholt und verjüngt. Verwöhnen Sie Ihre Haut an-schließend mit einer leichten Feuchtig-keitscreme, z.B. aus dem Kapitel „Kosmetikrezepte“, siehe Seite 109.

Rosige Frischekompresse: 1 Tasse Rosenblütenwasser mit 5 Tropfen ätherischem Rosmarinöl und 10 Tropfen Aloe Vera mischen. Ein Tuch darin tränken und feucht auf das zuvor gereinigte Gesicht drücken und 5 – 10 Minuten einwirken lassen. Die Kompresse vermittelt müder, blasser Haut einen rosigen frischen Schimmer. Sie wirkt elastischer und jugendlicher. Ein leichtes Gel aus dem Kapitel „Kosmetikrezepte“ krönt die Verwöhnbehandlung.

Frieren

Da Rosmarin die Durchblutung fördert, wird auch die Wärmeregulierung des Körpers beeinflusst. Kalte Füße und Hände gehören mit Rosmarin der Vergangenheit an. Nehmen Sie öfter mal ein Rosmarin-Vollbad oder Fußbad, ferner bringen Rosmarin-Fußmassagen, wie bei „Durchblutungsanregung", siehe Seite 54, beschrieben, wohlige Wärme in die Füße. 1 – 3 Tassen Rosmarintee vermitteln dem Organismus sanfte Impulse zu allgemein verbesserter Aktivität.

Frostbeulen

Die Ringelblume mit ihrer gewebeerneuernden Wirkung unterstützt das Abheilen von Frostbeulen sanft und rasch. Sie können Ringelblumenprodukte bei offenen und geschlossenen Frostbeulen einsetzen. Bei Frostbeulen muss die im betroffenen Körperteil mangelhafte oder eingestellte Durchblutung wieder angeregt werden. Hier können Sie die durchblutungsanregende Kraft des Rosmarins in Form von Tee auch innerlich nutzen.

Hautauflage bei geschlossenen Frostbeulen: Die Tinkturmischung (Apotheke) aus „Calendula-Hamamelis-Myrre" verdünnen und mehrmals täglich auf die Haut auftragen. Entzündungen gehen zurück und der Durchblutungs- und Heilungsprozess wird angeregt.

Hautauflage bei offenen Frostbeulen: Die „Calendula-Hypericium-Tinktur" und -Salbe mehrmals täglich verwenden.

Galle- und Leberstärkung

Durch ihre zirkulationsanregende Wirkung ist die Ringelblume insbesondere bei gestauten Gallengängen und Gallensekretionsstörungen angesagt, da sie die Verflüssigung der Gallensekretion fördert. Während einer Teekur oder zur Vorbeugung, wenn Sie zu diesen Beschwerden neigen, ergänzen sich beide Heilpflanzen. Rosmarintee regt die Umstimmung des Gesamtorganismus an, eine verbesserte und intensivierte Gesamtleistung des Organismus ist die Folge. Davon sind auch die Funktion der Gallenblase und die Leber positiv betroffen. Wegen seiner allgemein anregenden Wirkung trinkt man eine Tasse Rosmarintee am besten vormittags und eine Tasse Ringelblumentee nachmittags, jeweils vor den Mahlzeiten. Wenn Sie Ihr Verdauungssystem einmal so richtig verwöhnen und entlasten möchten, finden Sie im Kapitel „Ein Tag für Magen und Verdauung", ab Seite 94, viele Tipps dazu.

Gallenblasenentzündung und Gallenschmerzen

Die in der Gallenblase gesammelte Gallenflüssigkeit ist ein günstiger Nährboden für Krankheitserreger. Sie können aus dem Blut oder aus dem Darm eindringen und eine Entzündungen der Gallenblase auslösen.

Gallenbereichsauflage: Eine alte Bäuerin verriet mir ihr Rezept dazu. 1 Hand voll Ringelblumenblüten mit 2 Tassen heißem Wasser übergießen und 10 Minuten ziehen lassen. Den Tee abfiltern und ein größeres dünnes Tuch darin tränken. Die leicht ausgedrückten Blüten auf dem gesamten Leber-Gallenbereich verteilen. Anschließend das warme feuchte Tuch (es sollte bis zur Wirbelsäule reichen) auflegen und 20 Minuten ruhen.

Ringelblumentinktur: 10 bis 15 Tropfen verdünnt auf ein kleines Glas lauwarmes Wasser dreimal täglich zu den Mahlzeiten einnehmen.

Ringelblumentee: Eine schmerzstillende und entzündungswidrige Teemischung erhalten Sie aus je 1 gehäuftem TL Ringelblumenblüten und Tausendguldenkraut auf 1/4 Liter heißes Wasser. Nach 10 Minuten abfiltern und ungezuckert in mehreren Portionen über den Tag hinweg trinken.

Salbeneinreibung bei Gallenschmerzen: Eine dicke Schicht Ringelblumensalbe auf die Gallenzone aufstreichen und für 1/2 Stunde ein warmes feuchtes Tuch auflegen. Eventuelle Reste der Creme ziehen im Nachhinein ein. Sie können sie auch mit einem weichen Tuch abnehmen.

Rosmarinölbehandlung: Bei Stichen, dumpfen und Kolikschmerzen eignet sich diese Ölbehandlung für den Gallenbereich: 1 EL Ringelblumenöl mit je 3 Tropfen ätherischem Rosmarinöl und Korianderöl vermischen. Tragen Sie das angewärmte Öl auf den Bereich auf und legen Sie ein warmes Tuch darüber. In warmer und ruhiger Umgebung entspannen.

Geschwüre

Eitrige Wunden und Geschwüre heilen durch die haut- und gewebeheilende Kraft der Ringelblume rascher aus. Neben Pfarrer Kneipp berichten einige andere kräuterkundige Ärzte von Erfolgen auch bei bösartigen Geschwüren. Ergänzend zu äußeren Behandlungen fördert das regelmäßige Trinken (2 – 3 Tassen täglich) von Ringelblumentee die Stabilisierung des Immunsystems und regt damit die Bildung neuer Abwehrkräfte im Körper an.

Waschungen: Je 1 gehäuften EL Ringelblumenblüten und Zinnkraut mit 1/2 Liter heißem Wasser übergießen, 10 – 15 Minuten ziehen lassen und abfiltern. Verwenden Sie diesen Aufguss für Waschungen des Geschwürbereiches. Für Teilbäder erhöhen Sie die Kräuteranteile der Wassermenge entsprechend.

Umschlag: Ringelblumentinktur im Verhältnis 1:10 mit abgekochtem Wasser mischen und darin ein Tuch tränken. Feucht auf die betroffene Stelle auflegen und 1/2 Stunde aufliegen lassen. Zwei- bis dreimal täglich wiederholen.
Blütenauflage: Bei der Herstellung der Ringelblumensalbe aus frischen Blüten, Blättern und Stängeln der Pflanze fallen Pflanzenreste an, die Sie lauwarm abgekühlt auf das Geschwür auflegen und umwickeln können. Der Wickel sollte mindestens 1/2 Stunde, am besten so lange wie möglich, einwirken.
Einreibung: Nach der Behandlung mit Tinktur können Sie die betroffene Hautstelle abschließend mit Ringelblumensalbe dünn bestreichen und sanft verreiben, gegebenenfalls verbinden. Verwenden Sie am besten Salbe auf der Basis von Schweinefett. Dieses ist dem Hautfett am ähnlichsten und dringt daher am raschesten tief in die verschiedenen Hautschichten vor. Dort regt es das gesunde Zellwachstum an.
Abtupfen des Geschwürs: Mit der „Calendula-Hypericum-Tinktur". 10 Tropfen in ein kleines Glas abgekochtes, erkaltetes Wasser geben und ein damit getränktes Tuch 1/4 Stunde auf dem Geschwür aufliegen lassen. Zweimal täglich wiederholen.

Gürtelrose

Die Ringelblume unterstützt äußerlich die medizinische Heilbehandlung der Gürtelrose. Es kommen hier hauptsächlich ihre juckreizstillenden und beruhigenden Eigenschaften zum Tragen. Außerdem wird das Trocknen und Abheilen der Bläschen gefördert.
Waschungen bzw. Kompressenauflage: Je ein gehäufter EL Ringelblume, Breitwegerich und Johanniskraut mit 1 Liter heißem Wasser aufgießen, 10 – 15 Minuten ziehen lassen und mehrmals abfiltern. Diese Menge über den Tag verteilt zum Abtupfen bzw. zur Kompressenauflage der befallenen Hautstellen benutzen. In der Apotheke können Sie sich auch eine Tinkturmischung aus den genannten Kräutern herstellen lassen und diese verdünnt anwenden.

Hautgewebserneuerung

Nach Hautverletzungen/Unfällen ist die Ringelblume ein guter Begleiter bis zum völligen Ausheilen der Wunde. Durch ihre reinigende, zusammenziehende und zirkulationsfördernde Kraft aktiviert die Ringelblume die Funktionen der Hautzellen, die dadurch rascher das rosa gefärbte und gefäßreiche Granulationsgewebe produzieren. Die glättende Wirkung kann auch bei Schwangerschaftsstreifen genutzt werden.
Regenerierende Hautbehandlung: Kühle Auflagen oder Wickel mit

mehrfach gefiltertem starkem Ringelblumentee entspannen und beruhigen die Haut. Rötungen und Schwellungen klingen rascher ab. Im geschwollenen geröteten Bereich um die Wunde können Sie auch Ringelblumenöl dünn auftragen, allerdings dürfen Sie nichts in die Wunde bringen. Geben Sie dazu 5 ml Ringelblumenextrakt auf 50 ml Sesamöl oder Leinöl und verwenden Sie es mehrmals täglich.

Beruhigende Hautauflage: 1/2 TL Ringelblumentinktur in 1/2 Glas abgekochtes und abgekühltes Wasser geben. Ein Tuch in der Mischung tränken und feucht auf den überreagierenden Hautbereich für 10 – 15 Minuten auflegen.

Schwangerschaftsstreifen: Am besten beginnen Sie in den ersten Schwangerschaftsmonaten mit der täglichen Anwendung von Ringelblumenöl. Damit erhöht sich die Elastizität des Gewebes, nach der Schwangerschaft fördert es die schnellere Rückbildung zu einem straffen Hautbild. Stellen Sie Ringelblumenöl auf der Basis von Weizenkeimöl her, das diese Wirkung sehr gut ergänzt. In 100 ml Ringelblumenöl noch 8 – 10 ml Ringelblumenextrakt zugeben und 1 Tropfen reines ätherisches Rosenöl. Ein bis zweimal täglich die Haut damit massieren.

Hautinfektionen und fettige, unreine Haut

Die heilkräftigen Wirkstoffe der Ringelblume und des Rosmarins können einiges zur Lösung dieser Hautprobleme beitragen. Entzündungen, Infektionen, übermäßige Talgproduktion und unreine großporige Haut reagieren positiv auf die Behandlung mit diesen beiden Pflanzen. Wenn Sie Ihre Haut einmal so richtig verwöhnen möchten, finden Sie weitere Tipps im Kapitel „Wochenendkur für Haut und Haar“, ab Seite 87.

Dampfbad: Vor dem Entfernen von Hautunreinheiten empfiehlt sich ein porenöffnendes Gesichtsdampfbad. Diese Kräutermischung besitzt außerdem beruhigende, entzündungshemmende und entschlackungsunterstützende Inhaltsstoffe. Geben Sie je 1 EL Ringelblumenblüten, Holunderblüten und Vogelmiere in eine Schüssel und übergießen Sie die Kräuter mit heißem Wasser. 10 – 15 Minuten ziehen lassen, dann das vorgereinigte Gesicht (Handtuch über den Kopf legen) 5 – 10 Minuten in den Dampf halten. Anschließend trocken tupfen und die Unreinheiten entfernen. Nach dem Ausreinigen die Problemstellen mit verdünnter Rosmarintinktur abtupfen.

Hautauflage: Bei entzündlichen Bereichen können Sie Ringelblume und kühles Wasser im Verhältnis 1:10 mischen und ein Tuch darin tränken. Einwirkzeit ca. 15 Minuten, bei Bedarf zwei- bis dreimal täglich.

Teekompresse bei Hautverletzungen: Um eine mögliche Infektion zu verhindern, können Sie Waschungen und Auflagen mit Ringelblume und Johanniskraut durchführen. Je 1 TL pro Tasse Aufguss, 10 – 15 Minuten ziehen lassen und mehrmals abfiltern. Tränken Sie ein Tuch im Teeaufguss und bedecken die Wunde 15 Minuten damit. Zwei- bis dreimal täglich wiederholen. Danach die feuchten Hautbereiche vor dem eventuell nötigen Verbinden an der Luft trocknen lassen.

Wundbereichsversorgung: Kleine Wund- oder Entzündungsbereiche, z.B. unreine Haut- oder Aknebereiche, die nach dem Ausreinigen gerötet und geschwollen sind, können mit einem Tropfen des sirupartigen Ringelblumenextraktes eingerieben werden. Ebenso Schorfstellen und die umgebenden Bereiche. Über das umliegende Hautareal dringen die wundheilenden Inhaltsstoffe zu der Stelle vor, an der sie benötigt werden.

Porenverengendes Gesichtswasser: 50 ml Hamameliswasser, 5 ml Ringelblumenextrakt, 5 Tropfen ätherisches Rosmarinöl miteinander vermischen. Tupfen Sie die Flüssigkeit auf die behandelten Hautflächen auf. Bei Schmerzen, Schwellungen oder Juckreiz können Sie einen Wattepad mit dem Gesichtswasser tränken und einige Minuten auf die Haut aufdrücken.

Mattierendes und harmonisierendes Gesichtswasser: 50 ml Rosenblütenwasser, 5 ml Ringelblumenextrakt, 5 Tropfen ätherisches Grapefruitöl mischen und vor jedem Benutzen kurz aufschütteln. Bei Bedarf kann das Gesicht damit mehrmals täglich abgerieben werden. Im Gegensatz zu stark entfettenden alkoholhaltigen Produkten, die die Haut zwar im Moment stark mattieren, aber auch zu vermehrter Talgproduktion anregen, wird die Talgproduktion mit diesem milden Gesichtswasser harmonisch ausgeglichen, Unreinheiten werden sanft desinfiziert.

Hautklärende Tees

Blut und Haut reinigen: Ringelblume und Stiefmütterchen. Je 1 TL pro Tasse Aufguss. 8 – 10 Minuten ziehen lassen und abfiltern. 3 – 4 Tassen täglich. Süßen Sie diesen Tee mit Ringelblumenblütenhonig, der die klärende Wirkung auf die Haut unterstützt.

Blutreinigend und wundheilend: Ringelblume und Spitzwegerich. Je 1 TL pro Tasse Aufguss, 8 – 10 Minuten ziehen lassen, abfiltern. 2 – 3 Tassen täglich.

Entzündungshemmend und beruhigend: Ringelblume und Kamille. Je 1 TL pro Tasse Aufguss. 5 – 8 Minuten ziehen lassen und mit Ringelblumenblütenhonig süßen. 3 – 4 Tassen täglich.

Die Haut entschlacken und Wasseransammlungen lösen (z.B. am unteren Lidrand): Ringelblume und Birke. Je 1 TL pro Tasse Aufguss, 5 – 8 Minuten ziehen lassen. 2 – 3 Tassen täglich.

Hautekzem

Sowohl beim trockenen wie auch nässenden Hautekzem kann die Ringelblume eingesetzt werden. Sie fördert die Elastizität und Weichheit der Haut und gleicht die abnorme Trockenheit der Haut aus. Dadurch reduzieren sich die oft dicken Ekzemschrunden und neue Haut kann sich bilden. Beim nässenden Ekzem treten die entzündungshemmenden und juckreizlindernden Inhaltsstoffe in den Vordergrund. Bei der Neigung zu Ekzemen kann eine regelmäßig durchgeführte Fasten- bzw. Blutreinigungskur mit Ringelblumentee die Wirkung von äußeren Behandlungen sehr gut ergänzen und unterstützen.

Hautbehandlung bei trockenem und nässendem Ekzem: 1 EL Spitzwegerichpresssaft mit 5 Tropfen Ringelblumenextrakt mischen und auf einen Wattebausch geben. Damit die zuvor gereinigte und getrocknete Hautstelle betupfen. Bei größeren Hautbereichen die Menge entsprechend erhöhen. Wiederholen Sie die Behandlung mehrmals täglich und lassen Sie die feuchten Stellen immer lufttrocknen. In einem alten Kräuterkundebuch fand ich die Notiz, dass Spitzwegerich Wunden „mit goldenen Fäden“ verschließt und konnte selbst auch schon schnelle Wundheilungen mit Spitzwegerich erleben. In Verbindung mit Ringelblumenextrakt kommt die juckreizlindernde Wirkung dieser Pflanze noch besser zur Geltung.

Salbeneinreibung bei trockenem Ekzem: Nach dem Abtupfen des Ekzembereiches können Sie das trockene Ekzem zusätzlich mit Ringelblumensalbe behandeln. Wenn Sie ein fertiges Produkt kaufen, sollten Sie darauf achten, dass es weder Duft- noch Farbstoffe enthält.

Heilender Tee

Blutreinigend und wundheilend: Ringelblume und Spitzwegerich. Je 1 TL pro Tasse Aufguss, 8 – 10 Minuten ziehen lassen und abfiltern. 2 – 3 Tassen täglich.

Haut- und Bartflechten

Bei den ringförmig ausgebildeten Entzündungsherden, wie sie bei der Haut- bzw. Bartflechte auftreten, kann der reinigende, zellgewebserneuernde, zusammenziehende Einfluss der Ringelblume einen guten Heilungsansatz darstellen. Wichtige Voraussetzungen, um die oft hartnäckige Bartflechte wieder loszuwerden, sind äußerste Sauberkeit und regelmäßige Behandlung, zwei- bis dreimal täglich.

Hautbehandlung: Wie beim nässenden Ekzem beschrieben, können Sie auch bei der Flechte Spitzwegerich und Ringelblume verwenden. Meist verblassen zunächst die Rötungen, dann gehen wulstige Erhebungen oder Knotenbildungen zurück. Sobald die Haut nach der Spitzwegerich-Ringelblumenbehandlung abgetrocknet ist, können Sie eine kleine Menge Ringelblumensalbe einreiben. Wegen ihrer guten Hautverträglichkeit bietet sich die Ringelblumensalbe auf Schweinefettbasis an.

Abtupfen der Haut: Lassen Sie sich in der Apotheke die Tinkturmischung „Calendula-Hypericum" herstellen und wenden Sie sie mit Wasser verdünnt (ca. 5 Tropfen in etwas Wasser) zum Abtupfen, insbesondere bei eitrigen Stellen, an.

Haut- und Nagelpilz sowie Nagelpflege

Rosmarin und Ringelblume ergänzen sich im Team bei verschiedenen Pilzproblemen, so an Händen und Füßen. Wichtig bei der Anti-Pilztherapie ist die tägliche Behandlung. Legen Sie außerdem noch ein Quäntchen Geduld mit in die Waagschale, da das Ausheilen von Pilzerkrankungen Zeit braucht.

Hand- oder Fußbad: 3 EL Rosmarinessig mit 1 Liter warmem Wasser aufgießen und 4 Tropfen ätherisches Rosmarinöl sowie 1 EL Ringelblumenextrakt dazugeben. Baden Sie die betroffene vorgereinigte Stelle (Hand oder Fuß) 10 Minuten darin. Danach gut abtrocknen, Fußzwischenräume evtl. sogar mit dem Föhn behandeln und anschließend pudern.

Nagelpilzbehandlung: 1 Tropfen ätherisches Rosmarinöl auf den betroffene Nagel geben und restlos einmassieren.

Rosmarin-Fußpuder: 1 Packung unparfumierten Babypuder, 20 g pulverisierte Eichenrinde, 10 Tropfen ätherisches Rosmarinöl und je 4 Tropfen Weihrauchöl und Eukalyptusöl. Puder und Eichenrindenpulver gut vermischen. Während des Umfüllens in eine verschließbare Dose die ätherischen Öle tropfenweise zugeben, so dass sie schichtweise gut verteilt sind. Die Puderdose einige Tage verschlossen aufbewahren und gelegentlich schütteln. Nach einigen Tagen ist der Puder von den ätherischen Ölen durchdrungen, und Sie können ihn verwenden. Er wirkt Bakterien entgegen, hemmt den Schweißgeruch und hat eine kühlend-erfrischende Note.

Abtupfen der Pilzbereiche: Mehrmals täglich die homöopathische „Calendula-Urtinktur" (Apotheke) zum Austrocknen der Pilze auf die Hautbereiche auftragen.

Ringelblumen-Nagelöl bei Längsrillen: 50 ml Ringelblumenöl, 10 Tropfen Ringelblumentinktur, 5 Tropfen Ringelblumenextrakt zusammengeben und das Öl vor der Anwendung kurz aufschütteln. Tragen Sie das Öl täglich auf die Nägel auf und massieren Sie es ein.

Herpes/Lippenbläschen

Kribbelnde und brennende Bläschen sind die ersten Anzeichen der Herpes-Viruserkrankung. Dann breiten sich die Bläschen meist schnell und mitunter recht schmerzhaft aus. Die Ringelblume hilft in allen Stadien der Herpeserkrankung. „Herpes-Erfahrene“ erkennen die ersten Anzeichen meist sofort und können dann den akuten Ausbruch der Bläschen durch die Ringelblume verhindern.

Hautbehandlung: Geben Sie beim ersten Kribbeln einen kleinen Tropfen Ringelblumentinktur auf die juckende Stelle (Wattestäbchen benutzen) und wiederholen sie dies mehrmals täglich. Juckreizlindernd und heilend wirkt auch die Mischung „Calendula-Hypericum-Tinktur“ (Apotheke), ebenfalls punktuell mit einem Wattestäbchen aufgetragen. Bei größeren betroffenen Stellen können Sie verdünnte Auflagen damit machen.

Herzstärkung

Neue Vitalität und „Schlagkraft“ – das vermittelt Rosmarin dem Herzen. Entsprechend gelobt wurde er von Kräuterpfarrer Kneipp, der sie als eine „der ersten Heilpflanzen als wahren Herzstärker“ beschrieb. Die bereits beschriebene generell umstimmende Wirkung, die Rosmarin auf den Gesamtorganismus besitzt, fördert auch die Stärkung des Herzens und normalisiert die Herztätigkeit. Zur Unterstützung des Herzens wird eine tägliche Menge von 2 Tassen Rosmarintee empfohlen. Auch mit dem viel bewährten Rosmarinwein kann man Herz und Kreislauf auf sanfte, aber wirksame Art stärken und harmonisieren. „Herz ist Trumpf“ – nach diesem Motto können Sie im Kapitel „Ihr Verwöhntag für Herz und Kreislauf“, ab Seite 82, weitere Anregungen für einen herz-lichen Verwöhntag finden.

Herzwein: 70 g frisches Rosmarinkraut für 4 Tage in 1 Liter guten Weißwein einlegen und nach der Ziehzeit mehrmals abfiltern. Von diesem Wein soll man ein- bis dreimal täglich, jeweils vor den Mahlzeiten, ein kleines Likörglas voll trinken.

Nervöse Herzbeschwerden: 2 Tropfen Rosmarintinktur auf einen Löffel Rosmarinhonig einnehmen.

„Herz-liche“ Teekombinationen

Blutreinigend und gemütsharmonisierend: 1 TL Ringelblumenblüten aufgießen, nach 10 Minuten abfiltern, eine Prise Ysop-Pulver zugeben und mit 1 – 2 TL Ringelblumenblütenhonig süßen. Pro Tag 3 – 4 Tassen.

Das „schwere“ Sorgenherz lösen: Ringelblumenblüten und Jasminblüten, je 1 TL pro Tasse Aufguss, 5 – 10 Minuten ziehen lassen und abfiltern. Mit Ringelblumenhonig süßen. 3 – 4 Tassen täglich. Insbesondere abends kann dieser Tee helfen, das Herz von Alltagsballast und Ärger zu befreien.

Blutreinigung, Harmonie und Vitalisierung: 1 gehäufter TL Rosenblüten aufgießen, nach 8 – 10 Minuten abfiltern und mit Rosmarinhonig süßen. Ein Tee, der nach einem stressigen Arbeitstag zu innerer Ruhe, aber auch zu neuer Vitalität führt. 1 – 2 Tassen täglich.

Verdauungsbedingte Herzschmerzen auflösen: 1 TL Pfefferminze aufgießen, 8 – 10 Minuten ziehen lassen und mit Rosmarinhonig süßen. Hier gehen die entkrampfende Pfefferminze und der leberaktivierende Rosmarin eine wohlschmeckende Verbindung ein.

Hornhaut

Wenn Ihre Haut auf Grund von körperlicher Arbeit, speziellen Sportarten, zu engen Schuhen usw. im wahrsten Sinn des Wortes „harte Zeiten" erlebt, können Sie mit diesen Rezepten für neue Weichheit und Elastizität sorgen.

Hornhaut-Massageöl: 1 TL Ringelblumenöl, 5 Tropfen Ringelblumenextrakt, 10 Tropfen Aloe Vera 10% Konzentrat miteinander vermischen und diese Portion gleich zur Massage der Problemzonen (z.B. Füße, Hände, Ellenbogen) verwenden. Schon nach der ersten Behandlung kann man meist schon eine deutliche Glättung der dicken und harten Hornschichten spüren. Täglich angewandt, schließen sich Risse und die Haut wird wieder zart und elastisch.

Salbenbehandlung: Bezüglich Hühneraugen wurde mir von guten Erfolgen nach der regelmäßigen Anwendung von Ringelblumensalbe auf Schweinefettbasis erzählt. Die Salbe sollte mehrmals täglich auf das Hühnerauge gestrichen und mit einem Pflaster abgedeckt werden.

Juckreiz/Afterjuckreiz

Hautjuckreiz erfährt durch die Ringelblume eine deutliche Milderung bzw. Eindämmung. darunter fällt auch der Afterjuckreiz, wie er z.B. durch Hämorrhoiden, Lebensmittelallergien, feuchte Toilettentücher usw. ausgelöst werden kann.

Beruhigende Hautauflage: 2 EL Schwedenkräuter, 1 TL Ringelblumentinktur in eine 1 Tasse eisgekühltes Wasser rühren. Ein dünnes Tuch eintauchen und leicht ausgedrückt auf die juckende Hautstelle auflegen. Einwirken lassen, bis das Tuch warm und leicht trocken ist. Mehrere Auflagen hintereinander sind möglich.

Gegen Afterjuckreiz: Ringelblumenöl auf der Basis von Leinöl herstellen (Verfahren im Kapitel „Ringelblumenöl selbst herstellen"). Nach dem Duschen/Baden bzw. mehrmals täglich bei Bedarf mit einem weichen Tuch ein wenig auf den After aufstreichen.

Konzentrationssteigerung und Gedächtnisleistung

Rosmarin bringt die kleinen grauen Zellen wieder auf Trab. Die intensive „Hallo-wach-Wirkung“ geht von seinem ätherischen Öl aus, das die Durchblutung des Gehirns stimuliert und allgemein aktivierend wirkt. Mit Rosmarin kann man präsenter und aufmerksamer sein. Die Information „rauscht“ nicht mehr an einem vorbei, sondern kann besser aufgenommen werden und ist abrufbereit. Die anregende Würzigkeit des Rosmarins macht sich daher auch in einem verbesserten Gedächtnis bemerkbar, die Aufnahme von Informationen ist aktiver und wacher. Im Kapitel „Ein Tag für geistige Fitness und Konzentration“ finden Sie außer diesen Tipps weitere Anregungen.

„Denk-Kompresse“: Je 2 – 3 Tropfen ätherisches Rosmarinöl und 2 Tropfen Pfefferminzöl auf zwei kalt angefeuchtete Tücher geben. Legen Sie ein Tuch auf die Stirn, das andere gleichzeitig in den Nacken. Nach 3 – 5 Minuten sind Sie wieder völlig frisch – ideal, um den toten Punkt nach der Mittagspause zu überwinden.

Blütenessenztherapie: Als Blütenessenz unterstützt Rosmarin die Konzentration sehr gut. Nehmen Sie dazu drei- bis viermal täglich 4 Tropfen auf eine kleine Menge Wasser ein. Je nach persönlicher Situation kann mangelnde Konzentration ihre Ursache auch in geistig-seelischen Blockaden haben, die auf frühere negative Erlebnisse, Schicksalsschläge usw. zurückzuführen sind. In diesem Fall kann die Blütenessenz der Ringelblume eine wertvolle Hilfe sein. Einnahmeempfehlung wie bei der Rosmarinessenz bzw. nach Absprache mit Ihrem Heilpraktiker.

Teemischungen mit „Köpfchen“

Die Gehirndurchblutung anregen: Rosmarin und Ginko. Je 1 TL pro Tasse Aufguss, 10 – 15 Minuten ziehen lassen, 2 – 3 Tassen täglich.

Gedanken sammeln und Eindrücke verarbeiten: Rosmarin und Pfefferminze. Je 1 TL pro Tasse Aufguss, 5 – 10 Minuten ziehen lassen.

Tagesteevorrat: Je 2 TL Rosmarin, Ginko und Rosenblüten mit 1 Liter heißem Wasser übergießen, 10 Minuten ziehen lassen und abfiltern. Dieser Tee regt die Gedankenkraft sanft an und vermittelt dazu noch ein ganzheitlich harmonisches Gefühl. Sie können diese Menge über den Tag verteilt trinken. Auf Wunsch mit Rosmarinhonig süßen, der für schnelle Gedankenkraft sorgt.

Kopfhautpflege und Haarwachstumstärkung

„Gesund von Kopf bis Fuß“ – diesem Motto machen Ringelblume und Rosmarin alle Ehre. Bei den folgenden Kopfhautwässern kommen ihre Stärken gezielt zum Einsatz. Wie Sie Haar und Kopfhaut außerdem noch verwöhnen können, lesen Sie im Kapitel „Dreitägige Schönheitskur für Haar und Kopfhaut“, ab Seite 87.

Empfindliche, überreagierende und trockene, schuppige Kopfhaut: Bei strapazierter und überempfindlicher Kopfhaut, z.B. nach dem Haarefärben, können Sie einer Portion Shampoo ca. 5 Tropfen Ringelblumenextrakt zugeben. Für ein pflegendes Kopfhautwasser mischen Sie 50 ml Rosenblütenwasser, 10 Tropfen Ringelblumenextrakt sowie 5 Tropfen Aloe Vera 10% Konzentrat. Täglich ein- bis zweimal zur Massage der Kopfhaut verwenden.

Bei Haarausfall, kraft- und glanzlosem, feinem Haar: 50 ml Orangenblütenwasser, 1 EL Rosmarinpresssaft, 3 Tropfen ätherisches Rosmarinöl miteinander vermischen und täglich zur Kopfmassage verwenden. Geben Sie zur Verbesserung der Kopfhautdurchblutung 2 – 3 Tropfen ätherisches Rosmarinöl in eine Portion Shampoo. Fettige Kopfhaut und Haare werden von Talg befreit und das Nachfetten reduziert. Daneben können Sie mit Rosmarin insbesondere dunklem Haar einen satteren Farbton zu verleihen.

Kopfschuppenbehandlung: Mischen Sie je 3 Tropfen ätherisches Rosmarinöl, Lavendelöl und Zedernholzöl mit ca. 2 EL Kokosnussöl, und massieren Sie damit die Kopfhaut. Dieses Öl sollte am besten über Nacht einwirken. Am nächsten Morgen mit einem milden Shampoo auswaschen und eines der Kopfwässer im Anschluss anwenden.

Kopfschmerzen

Durch seine umstimmend-regulierende Wirkung beeinflusst Rosmarin Kopfschmerzen und Migräne, die sowohl durch Verkrampfung als auch durch Erschlaffung der Hirngefäße entstehen können. Er wirkt durch seinen durchblutungsanregenden Einfluss eher bei kreislaufbedingten Kopfschmerzen. Die Ringelblume besitzt keine direkte Wirkung gegen Kopfschmerzen. Sie kann durch ihren ausgleichenden Einfluss aber die Ursache der Kopfschmerzen angehen und harmonisierend wirken, z.B. bei Überarbeitung, hohem Blutdruck, Stress, persönlichen Belastungen, Hormonschwankungen, Übersäuerung des Körpers, Giftansammlungen im Körper – um nur einige Gründe von Kopfschmerzen zu nennen.

Kompresse: je 2 Tropfen ätherisches Rosmarinöl und Orangenöl auf ein kalt angefeuchtetes Tuch geben und einige Minuten auf die Stirn legen. Bei Blutleeregefühl und Kopfschmerzen nach einem anstrengenden Tag (wenn kein hoher Blutdruck vorliegt) anwenden.

Tees contra Kopfschmerzen

Bei kreislaufbedingten Kopfschmerzen: Rosmarin und Ginko. Je 1 gestrichener TL pro Tasse Aufguss, 10 – 15 Minuten ziehen lassen.

Entkrampfen bei Spannungskopfschmerzen: Ringelblumen und Rose. Je 1 TL pro Tasse Aufguss, 8 – 10 Minuten ziehen lassen.

Bei Blutdrang im Kopf und rheumatischen Kopfschmerzen: Ringelblume und Schlüsselblume. Je 1 TL pro Tasse Aufguss, 5 – 8 Minuten ziehen lassen und abfiltern.

Bei Stress- und Übermüdungskopfschmerzen: Rosmarin und Melisse. $^{1}/_{2}$ TL Rosmarin, 1 TL Melisse pro Tasse, 8 – 10 Minuten ziehen lassen und abfiltern. Auf Wunsch mit Rosmarinhonig süßen.

Kreislaufstärkung und Blutdruckregulierung

Rosmarin regt den Kreislauf an und erhöht den Blutdruck. Symptome wie Antriebsschwäche und Schwindelgefühle werden durch den Rosmarin aufgefangen, so dass insbesondere kreislaufschwache Personen davon profitieren. Bei normalem Blutdruck kann Rosmarin zu erhöhter Aktivität anregen und sollte deshalb nur tagsüber getrunken werden. Menschen mit hohem Blutdruck sollten mit dem Einsatz von Rosmarin zurückhaltend sein und ab Nachmittag darauf verzichten. Zu den ausgesprochenen „Blutdruckpflanzen“ zählt die Ringelblume zwar nicht, sie kann durch ihre regulierende Wirkung dennoch auf begleitende Bluthochdruckprobleme positiv einwirken.

Stimulierende Teemischungen

Blutdruckanregend und ganzheitlich vitalisierend: Rosmarin und Orangenblüten. Je 1 TL pro Tasse Aufguss, 8 – 10 Minuten ziehen lassen und abfiltern. Nach Geschmack mit Rosmarinhonig süßen.

Umstimmend und entspannend: Ringelblumenblüten und Melisse. Je 1 TL pro Tasse Aufguss, 5 – 10 Minuten ziehen lassen und abfiltern.

Blutdrucksenkend, harmonisierend, blutaufbauend: Von guten Erfolgen wurde mir berichtet, wenn man abwechselnd Lapachorindentee und Ringelblumentee trinkt. Hier die Tagesrationen: 1 $^{1}/_{2}$ TL Lapachorinde in $^{3}/_{4}$ Liter kochendes Wasser geben, 5 Minuten aufwallen lassen und abfiltern. Diese Menge über den Tag verteilt trinken. Zwischendurch ca. 2 Tassen Ringelblumentee trinken.

Krampfadern, Venenentzündung und offene Beine

Die gefäßwirksame, entzündungshemmende und blutreinigende Kraft der Ringelblume unterstützt die Behandlung dieser Beschwerden. Durch das regelmäßige Trinken von Ringelblumentee (2 Tassen täglich) können Sie zur Entstauung, Entlastung und Beruhigung der Blutgefäße beitragen, wobei auch zusätzliche äußere Behandlungen gute Wirkung zeigen.

Blütenauflage bei Krampfadern und Venenentzündung: Die Pflanzenreste aus Blüten, Blättern und Stängeln, die bei der Herstellung von Ringelblumensalbe abgefiltert werden, können Sie zu einer heilwirksamen Beinauflage verwenden. Legen Sie dazu den lauwarmen ausgedrückten Pflanzenbrei großzügig auf die betroffene Stelle. Decken Sie die Blüten ab und umwickeln Sie das Bein zusätzlich straff, aber nicht einengend, mit Verbandsmull. Die Blütenauflage sollte so lange wie möglich aufliegen. Währenddessen die Beine immer wieder hochlagern. Täglich sollten die Beine auch mit Ringelblumensalbe eingerieben werden.

Offenes Bein: Bereiten Sie eine Tasse starken Ringelblumentee zu, dem Sie nach dem Abfiltern und Abkühlen 1 EL Spitzwegerichpresssaft zugeben. Feuchten Sie ein dünnes Leinentuch mit der Flüssigkeit an, und legen Sie es etwa 15 Minuten auf die kranke Stelle. Mehrmals täglich können Sie Randbereiche der Wunde (nichts in die Wunde träufeln) mit dem restlichen Teegemisch sanft abtupfen, lufttrocknen lassen und ebenfalls mit Ringelblumensalbe behandeln.

Leber- und Gallenbeschwerden

Bei krampfartigen Schmerzen, bei Leberleiden, Gelbsucht, zur Anregung der Gallenproduktion, zur Hemmung und Reinigung von Krankheitskeimen in den Gallengängen können Ringelblume und Rosmarin eingesetzt werden. Sie unterstützen zum einen die entgiftende Funktion der Leber, zum anderen regen sie die Gallentätigkeit an. Ringelblume wie Rosmarin unterstützen die Tätigkeit von Leber und Galle und können als Tee vor dem Essen getrunken werden.

Entspannungsbad bei Lebererkrankungen: Je 4 Tropfen ätherisches Rosmarinöl, Grapefruitöl und Wacholderöl in 2 EL Ringelblumenöl mischen und dieses Badeöl dem Badewasser (ohne weitere Zusätze) zugeben. 10 – 15 Minuten im warmen Wasser entspannen.

Ringelblumen-Leinölumschlag: 2 EL Ringelblumenblüten mit 1 Tasse heißem Wasser aufgießen und 10 Minuten ziehen lassen. Die Blüten abgießen und aufbewahren. 3 – 5 EL Leinöl mit etwas Ringelblumentee verrühren und die Blüten hinzugeben. Streichen Sie die Leinöl-Blüten-Packung auf ein Baumwolltuch und legen Sie dieses auf den Gallenbereich. Darüber wird ein trockenes erwärmtes Handtuch gebunden. Solange die Packung Wärme abgibt, lässt man sie einwirken.

Rosmarinwein: 1 große Hand voll frisch gehacktes Rosmarinkraut und -zweige in 1 Liter Weißwein acht Tage ziehen lassen, dann mehrfach abfiltern und gut verschlossen kühl aufbewahren. Davon 1 – 2 kleine Gläser pro Tag bei Gallenleiden zu den Mahlzeiten trinken.

Leistungssteigerung

Erschöpfungszustände, wie sie nach längeren Krankheiten, nach Arbeitsphasen, aber auch in schwierigen Lebenssituationen und unter seelischen Belastungen auftreten können, werden vom Rosmarin sehr positiv beeinflusst. Er stärkt, vermittelt neue Kraft und motiviert, die Herausforderungen anzunehmen und zu überwinden. Diese Wirkung erzielen Sie durch regelmäßiges Trinken von Rosmarintee, durch Rosmarin-Massageöle, ergänzend können Sie Rosmarin in Ihren Speiseplan aufnehmen.

Top-Fit-Snack – Rosmarin-Spezialjogurt: 150 g Naturjogurt, 2 EL geriebene Mandeln, 1 TL Rosmarin, einige Scheiben frische oder getrocknete Bananen. Mischen Sie die Zutaten und lassen Sie sich diese stimmungsaufhellende Gehirn- und Körpernahrung zum Frühstück oder als vitalisierende leichte Mahlzeit schmecken.

Energieschub: Dreimal täglich je 1 EL Rosmarinpresssaft vor den Mahlzeiten einnehmen. Dieser Energieschub bringt rasche Anregung bei Antriebsschwäche und bei Leistungstief.

Magen-, Darm- und Verdauungsprobleme

Ringelblume wie Rosmarin beeinflussen Magen, Darm sowie das gesamte Verdauungssystem mit einem umfassenden Wirkstoffpaket, das bei vielen Beschwerden eingesetzt werden kann. Rosmarin wirkt Störungen im Verdauungssystem entgegen, da er schon im Voraus die Speisen durch seine Inhaltsstoffe bekömmlicher macht. Mit einer Tasse Rosmarintee vor dem Essen können Sie Völlegefühlen, Blähungen und krampfartigen Beschwerden entgegenwirken. In ihrer anregenden Wirkung auf die Gallensekretion leistet die Ringelblume ein Übriges zu einem gesunden Verdauungsablauf. Bei Gallenproblemen beugt daher ein Ringelblumentee vor dem Essen den verschiedensten Symptomen vor. Weitere Tipps finden Sie im Kapitel „Ein Tag für Magen und Verdauung“, ab Seite 94.

Magen- und verdauungsstärkende Tees

Gegen Magenübersäurung und Entzündung: Ringelblume und Kamille. Je 1 TL pro Tasse Aufguss, 5 – 8 Minuten ziehen lassen und ungesüßt trinken.

Anregung für die Magensäure: Ringelblume und Tausendguldenkraut. Je 1 TL pro Tasse Aufguss, 8 – 10 Minuten ziehen lassen und abfiltern.

Gegen Völlegefühl und Blähungen: Rosmarin, Pfefferminze und angestoßenen Kümmel. Je 1 TL pro 1/4 Liter heißem Wasser. 8 – 10 Minuten ziehen lassen und abfiltern.

Magengeschwür

Pfarrer Kneipp und einige andere Heilkräuterkundige konnten mit der Ringelblume gute Erfolge bei der Heilung von gut- und bösartigen Geschwüren – nicht nur des Magens – erzielen. Es wird empfohlen, täglich 3 – 4 Tassen Ringelblumentee zu trinken, evtl. abwechselnd mit der folgenden Mischung.

Bewährte Magenteemischung:
Aus Ringelblume, Ehrenpreis, Eichenrinde, Schöllkraut und Brennnessel (z.B. je 20 g) eine Mischung herstellen. Nehmen Sie von der Mischung 1 – 2 TL pro Tasse Aufguss ab, 10 Minuten ziehen lassen und 3 – 4 Tassen täglich trinken.

Mundschleimhautentzündung

Die unangenehm bis schmerzhafte Mundschleimhautentzündung ist mit Ringelblumentinktur bald ausgeheilt.
Mundspülung: 1/2 TL Ringelblumentinktur in 1/2 Glas lauwarmes Wasser geben und mit dieser Mischung den Mund spülen. Wenn die Entzündungen stark fortgeschritten sind, können Sie dem Mundwasser noch 1 Tropfen echtes ätherisches Kamillenöl zugeben.

Nasenschleimhautentzündung

Häufiges Naseputzen bei Erkältung oder Grippe, ferner äußere Einflüsse, toxische Umweltbedingungen, Medikamente usw. können zu gereizten oder entzündeten Nasenschleimhäuten führen. Um sich zu regenerieren, benötigt die Nasenschleimhaut nun Stoffe, die die Bakterienvermehrung hemmen, beruhigend wirken und die Wundheilung fördern. Und natürlich sollten diese Stoffe sehr sanft und verträglich sein. Die Ringelblume hat dies alles zu bieten.
Nasenschleimhautöl: 20 ml Ringelblumenöl auf der Basis von Sesam- oder Leinöl (beide sehr gut schleimhautverträglich) mit 5 Tropfen Ringelblumentinktur mischen. Entnehmen Sie eine Minimenge und tragen Sie das Öl vorsichtig mit einem Wattestäbchen mehrmals täglich auf die Naseninnenwände auf.

PMS und Menstruationsprobleme

Ringelblume und Rosmarin sind ideale „Frauenbegleiter“. Sie helfen, die „Tage vor den Tagen“ erträglicher zu machen und lösen auch so manches Problem während der Regel. Hierbei hat die Ringelblume eher dämpfende Wirkung, der Rosmarin anregende. Beide Heilpflanzen wirken lösend bei

Unterleibskrämpfen und beeinflussen auch das häufig ebenfalls betroffene Verdauungssystem sowie das allgemeine Wohlbefinden. Blähungen, Darmkrämpfe, Durchfall, Verstopfung, Kopfschmerzen, Gereiztheit, Wasseransammlungen und Brustspannungen können mit ihnen ausgeglichen werden.

Bauchauflage bei Stauungen und Krämpfen: 1 EL Rosmarinöl mit 2 Tropfen ätherischem Rosmarinöl und 1 Tropfen Fenchelöl mischen und auf den schmerzenden Bereich auftragen. Ein warmes Handtuch darüber legen und einige Zeit ruhen.

Bauchauflage zur Milderung der Blutung: 1 EL Ringelblumenöl mit 2 Tropfen ätherischem Zypressenöl mischen. Ein warmes Handtuch darüber legen und einige Zeit ruhen.

Massageöl bei Rückenschmerzen: 2 EL Rosmarinöl mit 2 Tropfen ätherischem Lavendelöl mischen und auf den Rücken auftragen. Massieren Sie das Öl jeweils seitlich der Wirbelsäule ein. Nach der Massage noch einige Zeit ruhen.

Ein Kuchen zur Darm- und Unterleibspflege: In Anlehnung an eine Empfehlung der frühen Volksheilkunde ist der Ringelblumen-Eierkuchen (siehe Seite 138) entstanden. Er vermittelt ein harmonisches Gefühl im Verdauungssystem und befriedigt die häufige Süßgier während der Tage auf angenehme Weise.

Tees für schwierige Tage

Spannungsbauchschmerzen lösen, nervöse Verdauungsprobleme harmonisieren und die Gebärmutter reinigen: Ringelblume und angestoßener Kümmel. Je ein TL Ringelblumenblüten und angestoßener Kümmel pro Tasse Aufguss, 10 Minuten ziehen lassen und nach dem Abfiltern eine kleine Prise Safran zugeben. 2 – 3 Tassen täglich.

Die Gebärmutter entkrampfen und bei Gereiztheit harmonisieren: Ringelblume und Rose. Je 1 TL pro Tasse Aufguss, 8 Minuten ziehen lassen und nach Geschmack mit Ringelblumenhonig (siehe Kapitel „Küchenrezepte“, Seite 129) süßen. 2 – 3 Tassen täglich.

Unterleibskrämpfe dämpfen und die Gebärmutter reinigen: Ringelblume und Safran. 1 TL Ringelblume pro Tasse Aufguss, 8 – 10 Minuten ziehen lassen und nach dem Abfiltern eine kleine Prise Safran zugeben. 2 – 3 Tassen täglich trinken.

Die verzögerte Blutung und die Verdauung aktivieren: Rosmarin und Pfefferminze. Je 1 TL pro Tasse Aufguss, 5 – 8 Minuten ziehen lassen und nach Geschmack mit Rosmarinhonig (siehe Seite 128) süßen. 2 Tassen täglich.

Rheuma

Die entzündungs- und schmerzhemmenden Inhaltsstoffe von Ringelblume und Rosmarin kommen bei Muskelverspannungen, Rheuma- und Gichtschmerzen zur Wirkung. Ihre blutreinigenden und entschlackungsfördernden Wirkstoffe unterstützen ferner den Abbau von Harnsäurekristallen, die Gelenk- und Muskelschmerzen hervorrufen können. Gönnen Sie sich doch einmal einen „Tag für vitalen Genuss und entspannte Muskeln“ – siehe im gleichnamigen Kapitel.

Rheumabad: 1 kg Heublumenmischung und 3 Hand voll Ringelblumenblüten mit 5 Liter kaltem Wasser ansetzen, 1/2 Stunde aufwallen lassen und abfiltern. Geben Sie den Absud dem Badewasser ohne sonstige Zusätze bei und entspannen Sie ca. 10 – 15 Minuten im Bad. Danach sollten Sie noch eine 1/2 Stunde ruhen.

Bereichsauflage: Mit einer warmen Heublumen- und Ringelblumenbehandlung werden Sie bald eine wohl tuende Entspannung und Schmerzberuhigung in den betroffenen Bereichen spüren. Sie benötigen dazu 2 EL Ringelblumenöl und 1 Heublumensack (Apotheke). Den Heublumensack in kaltes Wasser legen und aufkochen lassen. Danach leicht ausdrücken und so warm wie möglich auf die mit dem Ringelblumenöl behandelte Hautstelle legen. Bedecken Sie die Auflage mit einem warmen trockenen Tuch und lassen Sie die Packung 1/2 Stunde wirken. Die entzündungshemmenden, spannungslösenden und wundheilenden Inhaltsstoffe des Ringelblumenöls ziehen durch die warme Auflage besonders gut ein. Sie werden von den entschlackenden und wärmenden Heublumen sehr gut ergänzt. Nach der Packung die Haut trocknen und warm halten.

Rheuma-Rosmaringeist: 10 ml ätherisches Rosmarinöl mit 1/2 Liter 70%igem Weingeist übergießen und die Mischung vor dem Einreiben gut schütteln. Wirkt entkrampfend und wärmend bei Muskel- und Verspannungsschmerzen. Bei hohem Blutdruck ist diese Behandlung weniger geeignet. Hinterher bitte Hände waschen nicht vergessen, da diese sonst rot und heiß werden können.

Rheuma-Ölbehandlung: Gegen schmerzhafte Ablagerungen und die Neigung zu Gelenkentzündung können Sie eine entgiftende und entzündungs-hemmende Ölmischung einsetzen: 2 EL Ringelblumenöl mit je 3 Tropfen ätherischem Rosmarinöl, Wacholderöl und Kamillenöl mischen und mit leichten Massagegriffen die schmerzenden Bereiche massieren.

Anti-Schmerzsalbe: 100 ml Ringelblumenöl in einem feuerfesten Glas auf ca. 50 – 60° C erwärmen. In einem separaten Glas 3 TL Bienenwachs und 1 TL Kakaobutter einschmelzen und in das heiße Ringelblumenöl einrühren. 10 Tropfen ätherisches Rosmarinöl und je 5 Tropfen Kampferöl, Wacholderöl und Zirbelkieferöl dazugeben und in einen Cremetiegel umfüllen. Nach dem Erkalten und Verfestigen der Salbe den Deckel schließen. Massieren Sie die betroffenen Körperbereiche mehrmals täglich mit einer kleinen Menge Salbe ein. Die Salbe wirkt krampflösend, gewebeentschlackend, durchblutungsfördernd und wundheilend. Sie können sie auch bei Zerrungen und Verspannungen einsetzen.

Tees gegen Muskelschmerzen

Blutreinigend, entzündungshemend und harmonisierend: Ringelblume, Fenchel und Rosenblüten. Je 1 TL mit 1/4 Liter heißem Wasser aufgießen, 8 – 10 Minuten ziehen lassen und abfiltern. Mit Ringelblumenhonig süßen und über den Tag verteilt insgesamt 3 – 4 Tassen trinken.

Entzündungshemmend und geweberegenerierend: Rosmarin und Kamille. Je 1 TL pro Tasse Aufguss, 5 – 10 Minuten ziehen lassen und abfiltern. 3 – 4 Tassen täglich.

Scheidenschleimhautreizung und Scheidenpilz

Juckreiz, Brennen, Schmerzen und Ausfluss können das Wohlbefinden stark beeinträchtigen, denn sie „wirken“ nicht nur örtlich, sondern reizen das gesamte Nervenkostüm. Sehr mild, entzündungshemmend und dennoch bakterien- und pilzwirksam sollte die Behandlung sein – ein Fall für die Ringelblume.

Scheidenspülung bei Entzündung und Pilzinfektion: 100 ml abgekochtes, lauwarm abgekühltes Wasser, 1/2 TL Ringelblumentinktur, 1 Tropfen Grapefruitkernextrakt, 2 EL Ringelblumenöl (auf Sesamölbasis) vermischen und mit dieser Mischung eine Scheidenspülung durchführen. Kurz vor der Spülung gut umrühren, da sich das Öl an der Wasseroberfläche absetzt. Versuchen Sie, die Flüssigkeit einige Minuten in der Scheide zu halten und führen Sie die Spülung zweimal täglich über 4 – 5 Tage durch. Verzichten Sie während dieser Zeit auf Zucker und Weißmehlprodukte, die das Wachstum von Pilzen stark anregen.

Sitzbad: Juckreizlindernd und entzündungshemmend ist das Sitzbad in Spitzwegerich-Ringelblume. Gießen Sie je eine große Hand voll Spitzwegerich und Ringelblumenblüten getrennt mit je 3/4 Liter Wasser auf, und lassen Sie den Aufguss 10 – 15 Minuten ziehen. Danach mehrmals klar filtern und die Absude in der Sitzbadewanne mit warmem Wasser mischen. Etwa 1/4 Stunde darin baden und danach sorgfältig abtrocknen.

Sonnenbrand

Mit ihren hautberuhigenden und zellregenerierenden Inhaltsstoffen sorgt die Ringelblume für Linderung und eine schnellere Besserung von Schmerzen und Brennen. Das nachfolgende Rezept ist sozusagen ein „cooler“ Tipp für heiße Haut, mit dem ich schon beste Erfahrungen gemacht habe.

Quark-Ringelblumenauflage: 100 g Quark (aus dem Kühlschrank) mit 2 EL Ringelblumenöl (gut auf der Basis von Avocadoöl, Sesamöl, Süßmandelöl oder Weizenkeimöl) und 10 Tropfen Ringelblumenextrakt mischen und kalt auf die Haut auftragen. Sobald die Masse eintrocknet, mit kaltem Wasser abduschen und die Haut nur leicht trocken tupfen. Bei großem Hitzegefühl die Behandlung wiederholen. Wenn nach der Packung ein Spannungsgefühl einsetzt, können Sie ein gekühltes Hautgel auftragen (siehe Kosmetikrezepte, S 121)

Sportverletzungen

Verkrampfungen und Muskelspannungen nach dem Sport werden durch Rosmarin entspannt und gemildert, ebenso wirkt sich die Ringelblume positiv auf die Schmerzbehandlung aus. Durch diese Wirkungen können die beiden Heilpflanzen auch bei Sportverletzungen empfohlen werden. Gerade wer häufig Sport treibt und immer wieder mal ein schmerzhaftes „Andenken“ mit nach Hause bringt, sollte sich Ringelblume und Rosmarin als erste Hilfe zulegen.

Muskelzerrungen und Prellungen: 1 TL Ringelblumentinktur in ca. 150 ml Wasser geben und ein Tuch darin tränken. Legen oder wickeln Sie es um den verletzten Körperteil und lassen Sie die Kompresse $^{1}/_{2}$ Stunde wirken. Als Einreibemittel können Sie den bei Rheuma beschriebenen Rosmaringeist verwenden.

Rosmarinessigauflage: 5 EL Essig mit 5 Tropfen ätherischem Rosmarinöl mischen und mit 1 Tasse kaltem Wasser verdünnen. Ein Tuch im Rosmarinessig tränken und ca. $^{1}/_{4}$ Stunde auf den schmerzenden Bereich auflegen. Die Auflage hat eine abschwellende Wirkung und kann mehrmals wiederholt werden.

Ringelblumensalbe: Eines der berühmtesten Ringelblumenrezepte zur äußeren Schmerzbehandlung verschiedenster Ursachen, z.B. nach Prellungen, ist die Ringelblumensalbe. Das Rezept ist im Kapitel „Einsatzfreudige Ringelblume – Ringelblumensalbe“, Seite 16, beschrieben.

Verdauungsprobleme

Die Ringelblume wird in der Volksheilkunde schon seit langer Zeit gegen einige Beschwerden im Verdauungstrakt eingesetzt. Gute Wirksamkeit besitzt sie auf Grund ihrer antibakteriellen und entzündungshemmenden Wirkung bei Durchfall und Dickdarmentzündungen (Colitis). Empfohlen werden täglich

3 – 4 Tassen Ringelblumentee ungesüßt. Rosmarin mit seiner anregenden Wirkung löst Völlegefühle nach fettreichen oder schweren Mahlzeiten rasch auf. Vor dem Essen getrunken, unterstützt Rosmarintee alle Verdauungsvorgänge. Einmal so richtig ausspannen – das gefällt auch dem Verdauungssystem. Tipps dazu im Kapitel „Ein Tag für Magen und Verdauung“, Seite 94.

Verdauungsteemischungen

Diese Mischungen eignen sich, um ein gestörtes Verdauungssystem wieder aufzupäppeln. Bei allen Tees gilt das Maß von je 1 gestrichenen TL pro Blüte und Tasse sowie eine Ziehzeit von ca. 8 – 10 Minuten. Verzichten Sie bei Entzündungen und Durchfallerscheinungen auf Zucker.

Gegen Dickdarmentzündung: Ringelblume und Tausendguldenkraut oder Ringelblume und Kamille oder Ringelblume und Heidelbeere.

Zur Darmentgiftung bei Verstopfung: Rosmarin und Apfelschalen, Rosmarin und Pfefferminze, Rosmarin und Hagebutte oder Ringelblume und Rose.

Zur Gallenanregung: Ringelblume und Tausendguldenkraut, Rosmarin und Pfefferminze oder Rosmarin und angestoßener Kümmel.

Blähungswidrig: Rosmarin und angestoßener Kümmel, Ringelblume und Anis oder Ringelblume und Fenchel.

Durchfall eindämmen und den Darm beruhigen: Ringelblume und schwarze Johannisbeere oder Ringelblume und Kamille.

Warzen

Die Ringelblume mit ihrer hautregenerierenden und hauterneuernden Wirkung kann zur Warzenbehandlung eingesetzt werden. Wie eine Pilzerkrankung können sich auch Warzen als sehr hartnäckig erweisen. Da Warzen eine Viruserkrankung sind, lässt ihr Auftreten ferner auf ein geschwächtes Immunsystem schließen. Man tut gut daran, während und nach der Warzenentfernung sein Immunsystem aufzubauen. Wie schon mehrfach erwähnt, besitzen sowohl Rosmarin als auch Ringelblume tief greifenden positiven Einfluss auf das Immunsystem. Trinken Sie täglich abwechselnd 1 – 2 Tassen Rosmarintee und Ringelblumentee, um Ihr Immunsystem zu stärken.

Warzentinktur-Behandlung: Betupfen Sie die Warzen mehrmals täglich abwechselnd mit Schwedenbitter-Kräutern (fertig in Apotheken erhältlich) und Ringelblumentinktur. Lassen Sie die Haut danach immer an der Luft trocknen. Wenn Sie frische, blühende Ringelblumen zur Verfügung haben, können Sie außerdem den Blattsaft aufstreichen – ein altes und vielbewährtes Hausmittel gegen Warzen.

Warzen-Nachbehandlung: Ob die Warzen nach der oben beschriebenen Methode oder durch den Arzt entfernt wurden – mit diesem Öl unterstützen Sie die heilenden Prozesse in den Hautschichten und stärken außerdem den Immunschutz der Haut gegen neuerliches Warzenwachstum. Damit wird die Haut zwei bis drei Wochen lang nach dem Entfernen der Warzen zweimal täglich behandelt. Sie benötigen: 50 ml Ringelblumenöl (Basis Olivenöl), 2 TL Schwedenbitter-Kräuter, 15 Tropfen Ringelblumenextrakt, 5 Tropfen Grapefruitkern-Grüntee-Extrakt. Vor dem Verwenden das Öl immer kurz aufschütteln.

Rosmarin-Nachbehandlung: Zwar ist Rosmarin zur Entfernung der Warzen auf Grund seiner durchblutungsanregenden Wirkung nicht zu empfehlen, doch zur Nachbehandlung des Wundbereiches kann man ihn wegen seiner desinfizierenden Wirkung gut einsetzen. Dazu 5 Tropfen ätherisches Rosmarinöl in ein Glas kaltes Wasser geben und ein Kompressentuch darin tränken. Die Kompresse einige Minuten auf dem Problembereich aufliegen lassen.

Wetterfühligkeit

Die allgemein stärkende und stabilisierende Wirkung des Rosmarins macht unempfindlicher gegen klimatische Einflüsse und hilft auch gegen Wetterfühligkeit. Wenn sie zu entsprechenden Beschwerden neigen, trinken Sie täglich eine Tasse Rosmarintee zur Vorbeugung bzw. 1 – 2 Tassen zur Behandlung im Akutfall.

Wunden und Brandwunden

Die Ringelblume hat es wegen ihrer großen wundheilenden Wirkung zu einiger Berühmtheit gebracht. Ihre Inhaltsstoffe wirken beruhigend, reinigend, entzündungshemmend, abschwellend, schmerzstillend – also alles Fähigkeiten, die die Haut zur Wundheilung benötigt. Auf Brandwunden hat die Ringelblume einen wohl tuenden beruhigenden Einfluss. Sie reduziert die begleitenden Schmerzen, Pochen und Brennen und das Spannungsgefühl im betroffenen Bereich.

Teekompresse: Um bei Hautverletzungen eine mögliche Infektion zu verhindern, können Sie Waschungen und Auflagen mit Ringelblume und Johanniskraut durchführen. Je 1 TL pro Tasse Aufguss, 10 – 15 Minuten ziehen lassen und mehrmals abfiltern. Tränken Sie ein Tuch in dem Teeaufguss und bedecken Sie die Wunde 15 Minuten damit. 2 – 3 mal täglich wiederholen. Danach die feuchten Hautbereiche vor dem evtl. nötigen Verbinden an der Luft trocknen lassen.

Brandwundenauflage: Verdünnen Sie die Ringelblumentinktur im Verhältnis 1:10 mit eisgekühltem Wasser und legen Sie mehrmals täglich einen Umschlag auf die Brandwunde. Einwirken lassen, bis das Tuch warm wird und nach dem Trocknen des Bereiches die Haut bzw. den äußeren Wundbereich mit Ringelblumensalbe behandeln.

Wundbereichsversorgung: Die Haut um einen Wundbereich können Sie mit einem Tropfen des sirupartigen Ringelblumenextraktes versorgen (nicht in die Wunde träufeln). Über das umliegende Hautareal werden so wundheilende Inhaltsstoffe in die Haut gebracht und zu der Stelle weitergeleitet, an der sie benötigt werden.

Wundauflage: 1 TL Ringelblumentinktur mit 1 Glas abgekochtem erkaltetem Wasser mischen und ein Tuch darin tränken. 10 Minuten locker auf die Wunde legen und diese Versorgung mehrmals täglich anwenden. Angenehm beruhigend bei Spannungsgefühlen und auch zum schnelleren Abheilen wirkt eine Mischung aus Spitzwegerich mit Ringelblume. Verwenden Sie kalten Spitzwegerichpresssaft (aus dem Kühlschrank), und tupfen Sie den Wundbereich mehrmals täglich damit ab. Anschließend wird der umliegende Wundbereich mit Ringelblumenextrakt vorsichtig behandelt.

Insektenstichwunden: Tupfen Sie Ringelblumentinktur pur auf den Einstich. Beruhigend und schwellungsmildernd wirkt auch hier das Abtupfen mit Spitzwegerichpresssaft.

Risswunden und Dammschnitt-Wunden: Die Homöopathie setzt das Mittel „Calendula C 30“ ein. Zweimal täglich während vier Tage lang einsetzen.

Heilimpulse nach der Organuhr setzen

Nach der chinesischen Organuhr kann man Heilkräutertee bzw. Behandlungen mit Heilkräutern zu bestimmten Zeiten einsetzen, um so die Wirkung gezielt zu intensivieren. Entsprechend der chinesischen Gesundheitslehre entfalten unsere Organe während des 24-stündigen Tagesrhythmus zu unterschiedlichen Zeiten ihre höchste Aktivität. Diese Zeiten können Sie nutzen, um mit Ringelblumen- und Rosmarintee gezielte Stimulanz auf den Organismus zu bewirken.

Wenn Sie beruhigend auf ein Organ einwirken möchten, wählen Sie in der nachfolgenden Tabelle den erstgenannten Zweistundenrhythmus. Bis zwei Stunden nach dieser Phase, in der zweitgenannten Zeit, können Sie mit einem anregenden Tee optimale Wirkung erzielen. Ein Beispiel: Um nervöse Magenprobleme beruhigend zu beeinflussen, würden Sie Ringelblumentee zwischen 7.00 und 9.00 Uhr morgens trinken. Wenn Sie Ihre Magensäfte aktivieren möchten, zwischen 9.00 und 11.00 Uhr einen Rosmarintee.

Es gibt überzeugte Befürworter dieser Methode, die ihren Patienten während einer Teekur raten, auch nachts zu einer bestimmten Zeit aufzustehen, um ein erkranktes Organ zu stimulieren. Oft muß man dann ja sowieso aufstehen, beispielsweise, wenn in der Nacht zwischen 1.00 und 3.00 Uhr Galle und Leber drücken. Die Erfolge nach der chinesischen Organuhr sind nicht von der Hand zu weisen. Es lohnt sich also durchaus, auch einmal nachts den Teekessel pfeifen zu lassen.

	beruhigend	**aktivierend**
Leber:	01.00 – 03.00 Uhr,	03.00 – 05.00 Uhr
Lunge:	03.00 – 05.00 Uhr,	05.00 – 07.00 Uhr
Dickdarm:	05.00 – 07.00 Uhr,	07.00 – 09.00 Uhr
Magen:	07.00 – 09.00 Uhr,	09.00 – 11.00 Uhr
Milz/Pankreas:	09.00 – 11.00 Uhr,	11.00 – 13.00 Uhr
Herz:	11.00 – 13.00 Uhr,	13.00 – 15.00 Uhr
Dünndarm:	13.00 – 15.00 Uhr,	15.00 – 17.00 Uhr
Blase:	15.00 – 17.00 Uhr,	17.00 – 19.00 Uhr
Nieren:	17.00 – 19.00 Uhr,	19.00 – 21.00 Uhr
Kreislauf:	19.00 – 21.00 Uhr,	21.00 – 23.00 Uhr
Dreifacher Erwärmer *):	21.00 – 23.00 Uhr,	23.00 – 01.00 Uhr
Gallenblase:	23.00 – 01.00 Uhr,	01.00 – 03.00 Uhr

**) Der Dreifach-Erwärmer ist kein Organ, sondern der Begriff umfasst das Zusammenspiel vieler Organfunktionen, die vom oberen Erwärmer (Herz-Lungen-Bereich), mittleren Erwärmer (Magen-Milz-Bereich) und unteren Erwärmer (Leber-Nieren-Dickdarm-Bereich) gesteuert werden.*

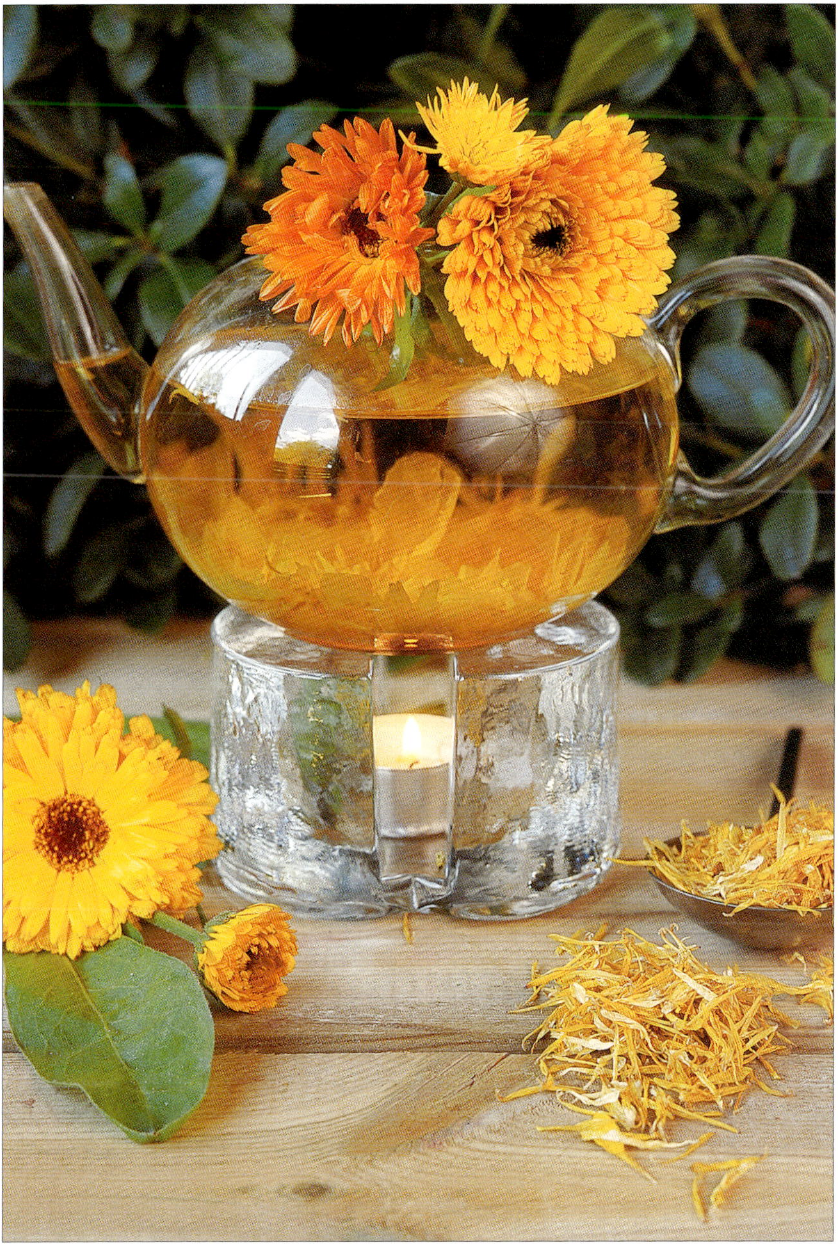

Ein heilkräftiger Schluck mit langer Tradition:
Ringelblumentee

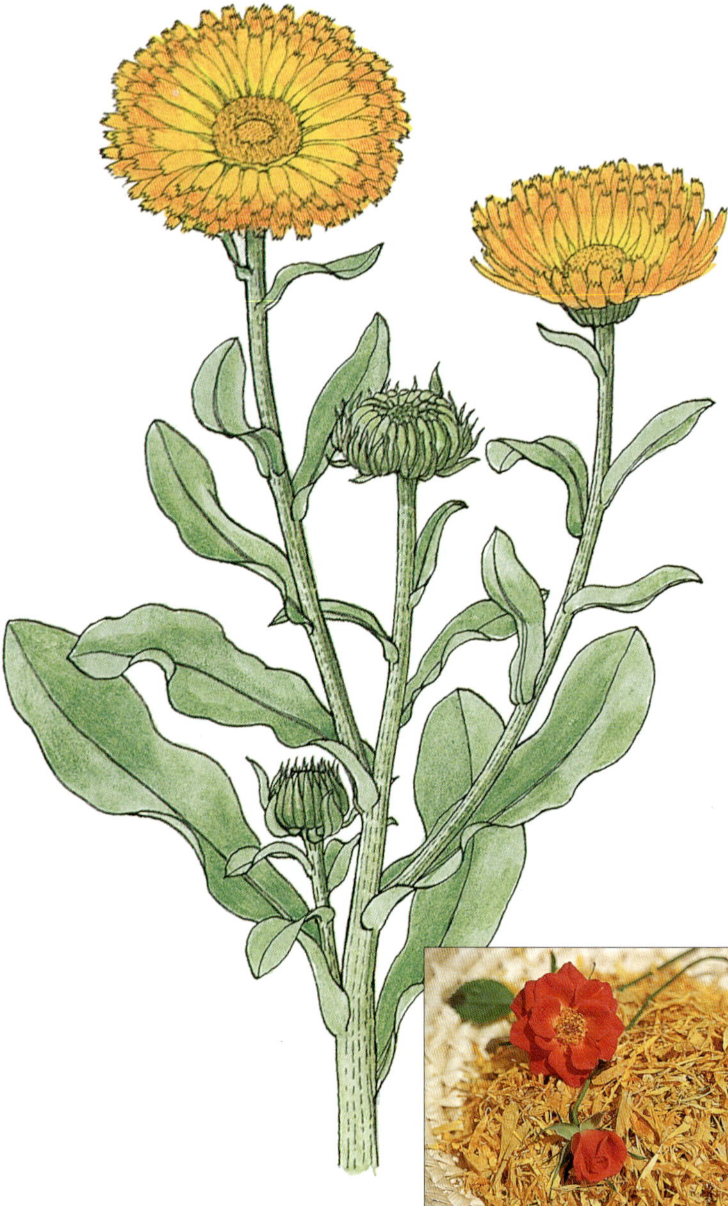

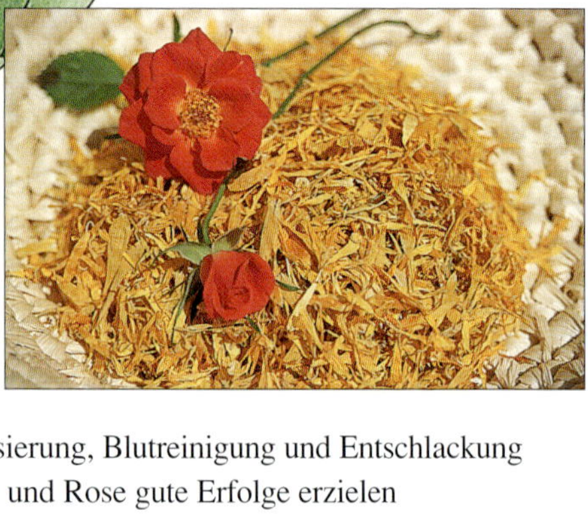

Wenn es um ganzheitliche Harmonisierung, Blutreinigung und Entschlackung geht, können Ringelblume und Rose gute Erfolge erzielen

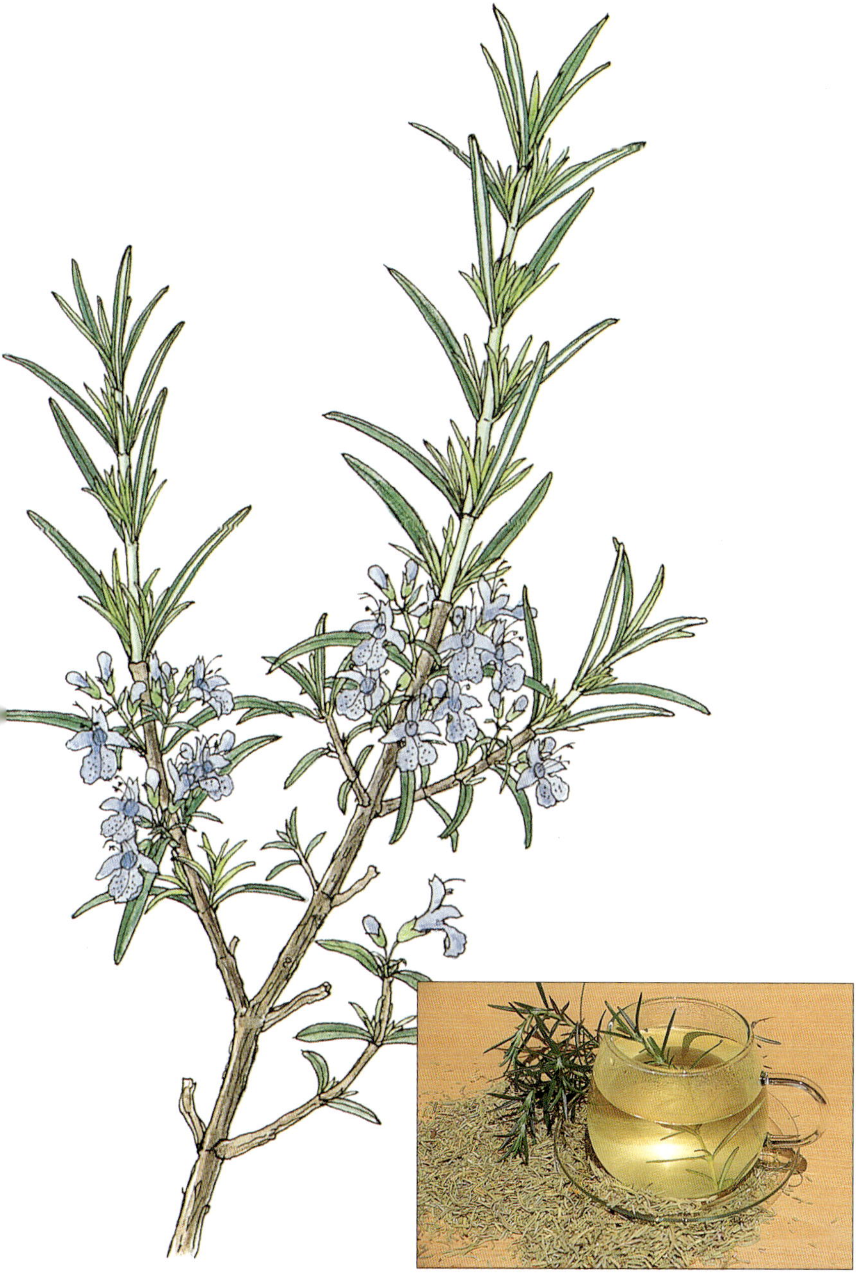

Anregend, würzig und von Grund auf erneuernd:
Rosmarintee

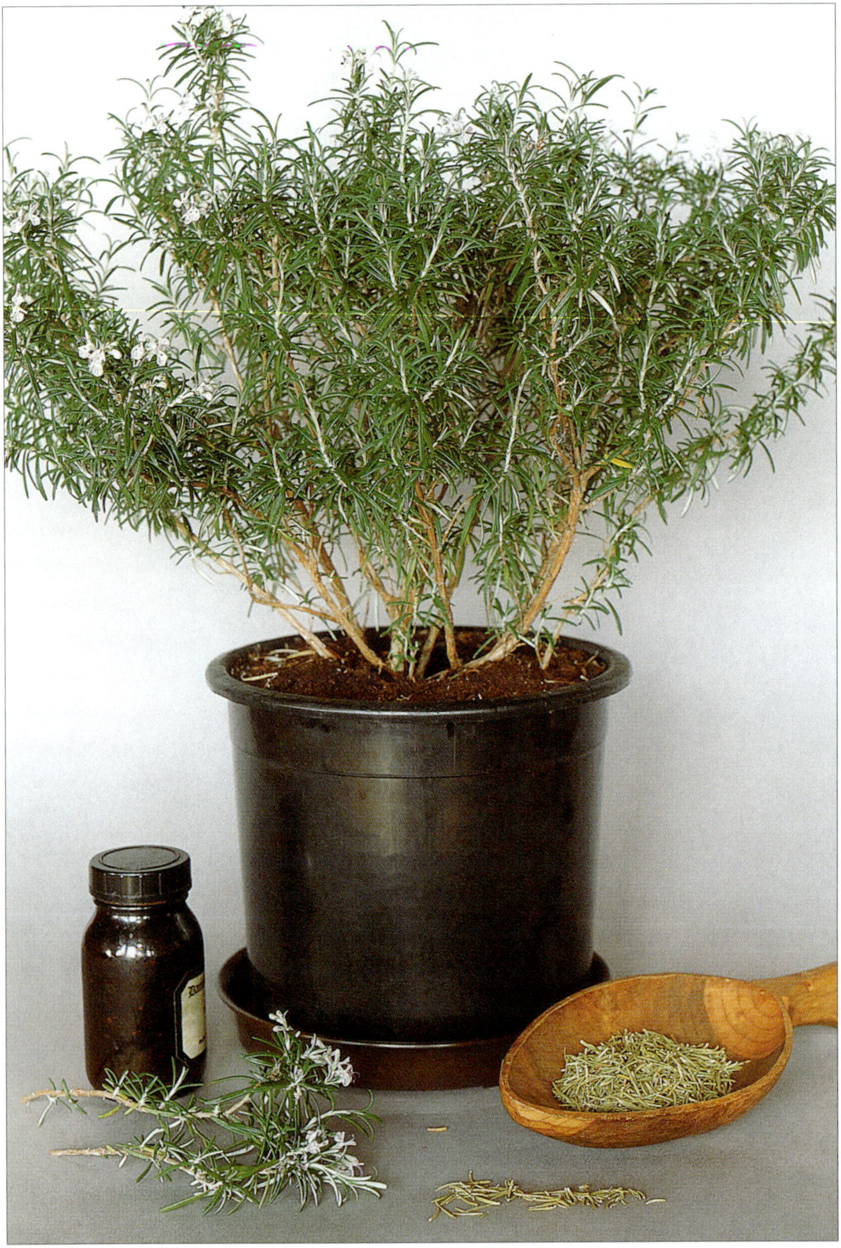

Die heilkräftigen Inhaltsstoffe des Rosmarin
sind wirksam im Tee, Presssaft, Extrakt oder Öl

Tagesprogramme für Gesundheit und Schönheit

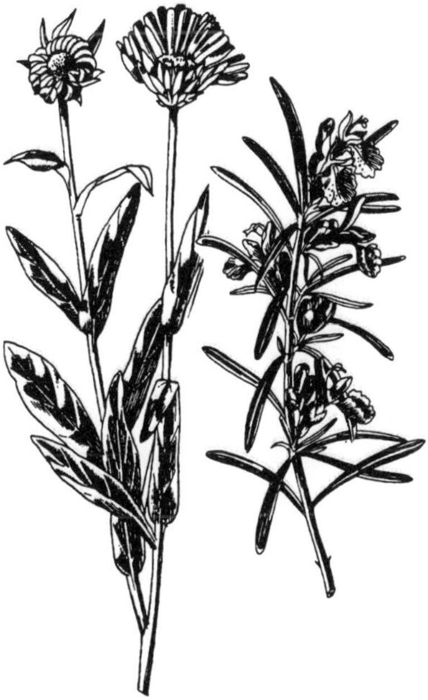

Herz ist Trumpf – Ihr Verwöhntag für Herz und Kreislauf

Der heutige Tag ist unserem Lebensmotor „Herz“ sowie Kreislauf und Blutdruck gewidmet. Im Gegensatz zu den anderen beschriebenen Gesundheitstagen stehen weder Kompressen noch Cremes und Tinkturen im Vordergrund. Das Herz-Kreislauf-System spricht auf ein anderes Rezept an – eine Formel, die Sie jetzt am besten laut und aus „vollem Herzen“ (meint aus Überzeugung) sprechen sollten.

Ich gebe mir heute
völlig frei von
jeglichen Verpflichtungen

Mit diesem inneren Einverständnis legen Sie einen wichtigen Grundstein für den Erfolg des heutigen Tages. Aus dem Sicherheitsgefühl heraus erwächst die Bereitschaft, innere Spannungen, Druckgefühle usw. wirklich loszulassen. Dies wirkt auch körperlich befreiend, so dass entschlackende und herzentlastende Maßnahmen intensiver wirken können. Wenn Ihnen das Abschalten schwer fällt, empfehle ich Ihnen, die Ringelblumen-Heilmeditation zu lesen. Sie fördert die nötige innere Ruhe, um sich grundsätzlich über die herzbelastende persönliche Situation klar zu werden. Überdenken Sie Risikofaktoren wie ungesunde Ernährung, reichlich Genussmittel, Stress, seelisch-nervöse Einflüsse, Konfliktsituationen, übertriebene oder fehlende Sportaktivität, ferner nicht auskurierte Krankheiten, Rheuma usw. – all dies kann eine nachteilige Wirkung auf Herz und Kreislauf ausüben.

Ein wichtiger Ansatzpunkt ist die Ernährung, da die Verkalkung der Blutgefäße (Arteriosklerose) in den vorgeschalteten Schlagadern zu den häufigsten ursächlichen Auslösern für Angina pectoris und Herzinfarkt zählt. Auch bei nervösen Herzbeschwerden (keine schweren, blähenden Speisen) und bei herzbelastendem Übergewicht und Wassereinlagerungen im Körper kann man durch eine gezielte Ernährung für Erleichterung sorgen. Im Gegensatz zum Herzinfarkt, der „schlagartig“ kommt, haben sich die Ablagerungen in den Schlagadern meist über viele Wohlstandsjahre entwickelt. Die fett-, eiweiß- und zuckerüberfrachtete Nahrung hat ihre „kalkigen“ Spuren in den Arterien hinterlassen. Unterstützt wird dieser Effekt noch von Stress, Bewegungsarmut, Rauchen, Bluthochdruck (der wiederum von Ablagerungen begünstigt wird) usw. Eines Tages löst sich schließlich ein Partikel aus der Ablagerung heraus, wandert mit dem Blutstrom Richtung Herz und kann einen Infarkt auslösen. Vorbeugend und als ergänzende Maßnahme trägt eine gesunde und maßvolle Ernährung wesentlich zu freien Arterien bei. Eine wichtige Rolle spielen folgende Biostoffe:

Vitamin E: beugt der Beschädigung der Endothelien (Zellschicht innerhalb der Blutgefäße) vor und verhindert damit die Ablagerungen.
Niacin: besitzt gefäßerweiternde Wirkung, die sich in freien Gefäßabschnitten am besten entfalten kann. Eignet sich daher gut zur Prophylaxe.
Cholin: Bestandteil des Lecithins, das den Abbau von Cholesterin fördert und Ablagerungen verhindert.
Schwefel: senkt Blutfette und macht das Blut fließfähiger, indem die es die Thrombozytenaggregation (Verklebung der Blutblättchen) hemmt.
Pektin: fördert den Abbau von Cholesterin.
Chrom: trägt zur Vermeidung von Altersdiabetes bei. Die Folgeerscheinung von Diabetes sind außerdem erhöhte Blutfettwerte.
Alpha-Linolensäure: besitzt gefäßerweiternde und blutviskositätvermindernde Wirkung. Vermeidung der Thrombosegefahr, Blutdrucksenkung. Speziell die Eicosapentaensäure, die aus der Alpha-Linolensäure gebildet wird, senkt die Cholesterinwerte und hebt die HDL-Werte im Blut.

Herzfreundliche Entschlackung

Ungesunde Lebensweise hinterlässt nicht nur Kalkrückstände in den Adern, sondern auch eine Vielzahl von giftigen Schlackenstoffen aus Lebensmittelzusätzen, Pestizidrückständen usw. Ferner verursachen manche Nahrungsmittel verstärkt herzbelastende Wassereinlagerungen im Gewebe (z.B. Salziges, Geräuchertes) und fördern die Übersäuerung des Organismus (Kaffee, Schwarztee, Fleisch usw.) Der folgende Apfel-Reis-Entschlackungstag eignet sich sehr gut, um das Herz-Kreislauf-System und den Stoffwechsel zu entlasten. Sie senkt einen hohen Blutdruck. Bei eher niedrigem Blutdruck kann der Entschlackungstag durch Rosmarintee oder frischen oder getrockneten Rosmarin ergänzt werden. Ringelblumentee – auch in der unten beschriebenen Teemischung – fördert die Blutreinigung an diesem Tag.
Reis-Apfel-Entschlackungstag: Teilen Sie sich ca. 200 – 250 g salzlos gekochten Reis in 4 – 5 kleinere Mahlzeiten pro Tag auf. Dazu gibt es Apfelmus oder eingelegte Apfelringe. Das Apfelmus können Sie mit Rosmarin- oder Ringelblumenhonig (siehe Kochrezepte) süßen. Bei Blutunterdruck reiben Sie noch eine Fingerspitze frisches oder getrocknetes Rosmarinkraut pro Mahlzeit über das Gericht. Außer Mineralwasser und Kräutertee (nicht direkt zu den Mahlzeiten) sollten Sie an diesem Tag keine anderen Getränke zu sich nehmen. Wenn Ihnen dieser Entschlackungstag zugesagt hat, versuchen Sie, ihn einmal pro Woche oder alle 2 Wochen – zur Freude von Herz und Kreislauf – durchzuführen.

Wohlfühl- und Entspannungstee fürs Herz: Genießen Sie heute die Ringelblumen-Rosen-Jasmin-Teemischung. Je 1 TL auf $^{1}/_{4}$ Liter Wasser Aufguss. 8 Minuten ziehen lassen und mit Ringelblumenblütenhonig süßen. Harmonie und Gelassenheit – die können Sie heute Schluck für Schluck mit diesem Tee genießen.

Stressfaktoren ausgleichen: Es gibt jede Menge Situationen und Einflüsse, die zunächst das allgemeine Wohlbefinden und irgendwann das Herz negativ beeinflussen können. Nutzen Sie einen entspannenden Waldspaziergang an Ihrem heutigen „Herztag" zum Überdenken Ihrer Situation. Welche Faktoren sind auch bei Ihnen relevant und sollten ausgeglichen und neutralisiert werden? Hier erfahren Sie die Antworten dazu.

Ärger: Nichts ist dem Ärger ärger, als wenn Sie sich *nicht* ärgern. Stellen Sie sich Ihren Ärger doch mal als kleines zorniges Männchen vor, das alles tut, um Ihr Blut in Wallung zu bringen. Sagen Sie ihm: „Du hast keine Chance, für mich gibt es überhaupt keinen Anlass, mich zu ärgern. Ich stehe über der Sache und bekomme sie ganz gelassen wieder in den Griff".

Angst: Es gibt in jeder Situation einen rettenden Anker und Sie brauchen keine Angst zu haben, verloren irgendwo zu treiben. Sie sind z.B. arbeitslos geworden und haben Lebensangst? Das ist verständlich, aber fragen Sie sich: Was ist das Gute an der Situation? Können Sie nicht jetzt endlich die Zusatzausbildung machen, zu der Sie sonst gar keine Zeit gehabt hätten? Können Sie jetzt nicht endlich den Job suchen, den Sie sich immer gewünscht haben? Suchen Sie das Gespräch mit Gleichgesinnten. Auch die haben Angst? Machen Sie es sich zur Aufgabe, diesen Menschen Mut zuzusprechen und sie zu motivieren, und Ihre eigene Angst verfliegt.

Sorgen: Setzen Sie sich in einer sorgenvollen Minute mit einem Blatt Papier hin. Notieren Sie all Ihre Sorgen. Was würden Sie einem Menschen raten, der diese Sorgen hat? Schreiben Sie alles auf, was Ihnen einfällt, auch wenn es Ihnen „unmöglich" vorkommt. Wie viel davon machen Sie, um Ihre Sorgen in den Griff zu bekommen? Nicht viel? Dann beginnen Sie jetzt damit.

Langeweile: Ringt Ihnen der Alltagstrott nur noch ein Gähnen ab? Sehen Sie keinen Sinn in allem, was Sie tun? Bevor sich Frust und Unausgefülltheit schädlich auf Herz und Gemüt auswirken, melden Sie sich zu einem Kurs an. Nehmen Sie sich ein neues Ziel vor und Sie spüren, wie die innere Begeisterung dafür auch Auftrieb für Ihr Herz bedeutet.

Ehrgeiz: Hat sich ein verbissener Zug (die Ehrgeizfurche) in den Mundwinkel eingenistet? Dann gönnen Sie sich bewusst Erholung. Führen Sie sich vor Augen, dass Sie bereits schon sehr viel für Ihr Ziel getan haben. Sie können es sich leisten, eine Pause zu machen. Genießen Sie diese Pause, z.B. einen Wochenendausflug mit allen Sinnen.

Seelischer Druck: Was bedrückt Sie? Druck in der Arbeitswelt? In der Familie? Selbst auferlegter Druck? Arbeiten Sie an einem positiven, guten Selbstwertgefühl. Verschiedene Methoden, z.B. autogenes Training, NLP (mentale Neuprogrammierung), Bioenergetik usw. können Ihnen dabei helfen. Sie trainieren damit, gelassener, selbstbewusster und durchsetzungsfähiger zu werden.

Pessimismus: Widerstehen Sie dem Drang, die ach so schöne Vergangenheit zu „vergolden". Widerstehen Sie ebenso dem Drang, die Zukunft jetzt schon in Schutt und Asche zu reden. Machen Sie sich das Positive des Hier und Jetzt bewusst. Suchen Sie das Positive zunächst in sich selbst und erst dann in Ihrem Umfeld. In Ihnen liegt die Kraft, zumindest einen Teil der unbefriedigenden Lebensverhältnisse zu ändern. Und: Jeder positive Gedanke und jeder noch so kleine Schritt tragen zu einem verbesserten Lebensgefühl bei.

Fitnessrisiken neutralisieren

Einseitigkeit: In der Vielseitigkeit liegt Lebenskraft – egal, ob es sich um Ernährung, Bewegung oder andere Verhaltensweisen handelt. Entrümpeln Sie alles, was Sie „unfit" macht: Brechen Sie zum Beispiel die einseitige Eier-Diät sofort ab, machen Sie Bewegungspausen bei Ihrem einseitigen Sitz-Job und suchen Sie vielseitige Aktivitäten.

Rauchen: Egal, ob Sie mit dem Rauchen aufhören (was zweifellos besser wäre) oder ob Sie weiterrauchen: Tun Sie es mit Vitamin C. Dieses Fitness-Vitamin trägt intensiv zur Entgiftung des Körpers bei und beugt giftigen Ablagerungen vor, die durch alles, was qualmt, entstehen können. Halten Sie sich viel an der frischen Luft auf, denn Raucherzellen leiden permanent unter Sauerstoffmangel.

Anti-Baby-Pille: Wer die Pille nimmt, leidet häufig an einem Mangel an Vitamin B_6 (reichlich in Vollkornbrot, Sojabohnen, Bierhefe, Weizenkeimen). Anzeichen sind die Neigung zu Übelkeit, Appetitlosigkeit und Darmbeschwerden. Auch Vitamin B_{12} kann durch die Pille rar sein und sollte im Speiseplan zu finden sein. Es ist reichlich enthalten in Lachs, Camembert, Kefir oder Quark.

Bewegung: Sie brauchen sich kein riesiges Sportprogramm aufzuladen, um fit zu bleiben. Entscheiden Sie sich für ein, zwei Übungen. Diese werden Ihnen „ans Herz wachsen“ und Sie machen sie ganz von selbst ein oder mehrmals täglich. Ideal sind Übungen, die man ohne „Drumherum“ überall durchführen kann. Ein solches unproblematisches „Hallo-Wach“ für Körper und Sinne sind zehn bis 20 Kniebeugen, immer dann, wenn Sie sich schlapp fühlen.

Alkohol: Die Leber kann Alkohol nur in begrenzten Mengen verarbeiten. Ein kleines Glas täglich wird von manchen Ärzten allerdings als Medizin empfohlen. Mehr kann bereits schaden, insbesondere, wenn man Alkohol trinkt, um Kummer oder Ärger hinunterzuspülen. Alkohol ist ein Vitaminräuber, Vitamin A und Vitamine der B-Gruppe werden dann schnell Mangelware.

Zeitdruck: Nicht nur der Zeitdruck am Arbeitsplatz, sondern auch der Freizeitstress wirken sich negativ auf das „herzliche“ Wohlbefinden aus. Deshalb: Überprüfen Sie, ob Sie Ihre Zeit wirklich effektiv nutzen. Gute Zeit-Tipps kann man sich z.B. bei Zeitmanagementkursen holen, die in manchen Volkshochschulen angeboten werden. Gönnen Sie es sich andererseits in Ihrer Freizeit auch einmal, nur faul zu sein. Warum nicht einen Tag im Bett verbringen oder auf dem Liegestuhl im Garten, wenn Ihnen danach ist?

Sauerstoffmangel: ist Gift für Herz und Kreislauf, weshalb Sie täglich für einen längeren Aufenthalt an der frischen Luft sorgen sollten. Ebenso benötigt der Herzmuskel nach einer Mahlzeit, insbesondere einer reichhaltigen, mehr Sauerstoff. Da der Sauerstofftransport bei Kalkablagerungen stark beeinträchtigt ist, gilt es auch hier, an einer generellen Ernährungsumstellung zu arbeiten. Auf große Mahlzeiten sollte man bei Herzbeschwerden verzichten und stattdessen kleine, leichte Gerichte bevorzugen.

Fremdeinflüsse: In manchen Räumen fühlen wir uns wohl, aus anderen würden wir am liebsten flüchten. Jeder Mensch hat im Grunde – wenn er auf seine Intuition hört – ein sicheres Empfinden für das, was ihm gut tut. Eine sehr gute Möglichkeit, seine persönliche Umgebung zum individuellen Kraft- und Erholungsort zu machen, ist die Raumgestaltung nach der chinesischen Feng-Shui-Lehre. Neben Raumeinteilungen, die das Wohlfühlen fördern, wird mit Elementen gearbeitet, die viel befreiende und stärkende Energie ausstrahlen, z.B. Zimmerspringbrunnen, bestimmte Pflanzen, Edelsteine und Wasserfallbilder.

Wochenendkur für Haut und Haar – 1. Schönheitstag

Zum Auftakt der 3-tägigen Schönheitskur stehen unsere Schwerstarbeiter im Mittelpunkt – Hände und Füße. Mit Ringelblume und Rosmarin können Sie umfassend auf die Bedürfnisse der Haut an Händen und Füßen eingehen, so die Hornhaut weichpflegen, Risse und Schrunden glätten und trockene, empfindliche und strapazierte Haut bestens versorgen. Nebenbei bewirkt der anregende Effekt des Rosmarins eine angenehme ganzheitliche Vitalisierung.

Nagelpflege von innen: Biotinreiche Ernährung unterstützt Festigkeit und Elastizität der Nägel, glättet sie und verleiht ihnen einen sanften natürlichen Schimmer. Von diesem Vitamin profitieren nebenbei auch Haar und Haut. Besonders bei Nagelwachstumsstörungen sollten Sie auf eine ausreichende Eisenversorgung achten. Reichlich enthalten ist dieser Mineralstoff in frischem Thymian, Butterpilzen, Pfifferlingen, Steinpilzen, Morcheln, Spinat, Schwarzwurzeln, Hefe, Sesam, Rindfleisch, Ente, Gans, Schaf, Wild. Achten Sie darauf, gleichzeitig Vitamin C aufzunehmen, denn es fördert die Eisenaufnahme.

Verwöhnen Sie heute Ihre Füße

Rühren Sie etwas Mandelpeeling (Rezept siehe 2. Tag) an, und verteilen Sie es großzügig auf den Fußsohlen. Rubbeln Sie dann einige Minuten die Hornhaut an den Füßen. Danach abspülen und die Füße in das vorbereitete Fußbad tauchen.

Hautglättendes Fußbad
1 EL Ringelblumenöl
1 TL Ringelblumenextrakt
2 EL Milchpulver

Zutaten ins Fußbad geben und die Füße im warmen Wasser bewegen, so als sollten sie sich gegenseitig massieren. Den glättenden und weich machenden Effekt des Bades können Sie bald spüren. Nach 10 Minuten die Füße ohne abzuspülen trocknen und mit dem folgenden Spezialmassageöl und einer Noppenbürste behandeln.

Spezial-Fußmassageöl
1 EL Rosmarinöl
3 Tropfen ätherisches Rosmarinöl
1 Tropfen Vitamin E
3 Tropfen Seidenproteine

Mischen Sie die Zutaten und tragen Sie das Öl auf Füße und Fußsohlen auf. Massieren Sie harte und trockene Hautbereiche mit mittlerem Druck und kleinen kreisenden Bewegungen. Zwischendurch immer wieder sanft die

Fußsohlen von vorne nach hinten ausstreichen. Durch die Massage mit der Noppenbürste werden die Fußsohlen intensiv durchblutet, sie werden dadurch besser mit den Hautvitaminen und weich machenden Wirkstoffen versorgt. Bei regelmäßiger Behandlung mit der Noppenbürste und diesem Pflegeöl reduzieren sich Hornhaut und trockene, schrundige Hautstellen.

Hände lieben sanfte Pflege

Hände besitzen nur wenige Talgdrüsen und kaum Fettgewebe. Sie sind dem Alltag oft schutzlos ausgeliefert. An Ihrem heutigen Pflegetag sollten Sie Ihnen deshalb besondere Aufmerksamkeit widmen. Nach dem Feilen der Nägel verwöhnen Sie Ihre Hände mit einem 10-minütigen ölhaltigen Handbad. Die Inhaltsstoffe fördern das Abheilen kleinerer Wunden und Einrisse und versorgen die trockene Haut mit viel Feuchtigkeit. Vermischen Sie die Zutaten und geben Sie sie in eine Schüssel mit warmem Wasser.

Handbad für strapazierte Haut
1 EL Ringelblumenöl
1 EL Sahne
1 EL Ringelblumenextrakt
5 Tropfen Seidenproteine
3 Tropfen ätherisches Kamillenöl
15 Tropfen Aloe Vera

Lassen Sie Ihre Hände im Handbad spielerisch „tanzen“. So trainieren Sie die Beweglichkeit von Handflächen und Fingern, bei häufiger Übung führt dies zu einer graziöseren eleganteren Handhaltungen. Nach dem Bad die Hände nur abtrocknen und die Nagelhaut sanft zurückschieben. Cremen Sie Ihre Hände abschließend mit diesem leichten Handgel ein. Es pflegt die Haut zart und elastisch und hinterlässt keinen unangenehmen Fettfilm.

Zarte Gelpflege für die Hände
10 ml Ringelblumenöl
30 g Rosenwasser
4 Tropfen ätherisches Mandarinenöl
1 Tropfen ätherisches Kamillenöl
3 Tropfen Vitamin E
3 Tropfen Grapefruitkern-Grüntee-Extrakt
1 Msp. Gelbildner

Alle Zutaten in einen Schüttelbecher füllen, das Gelbildnerpulver einrühren und alles zusammen aufschütteln. Die Flüssigkeit dickt rasch ein und Sie können das Gel gleich anwenden.

Schönheitsdrink für Haut, Haare und Nägel

Mit diesem Drink nehmen Sie ein wahres Kraftpaket aus Biotin, Eisen, Zink und Silicium auf – wertvolle Biostoffe, die die Gesundheit von Haut, Haar und Nägeln fördern. Daneben wirkt Rosmarin anregend auf die Durchblutung, was mangelernährten

Haar- und Nagelwurzeln zu Gute kommt.

1 frisches Eigelb
3 EL schwarze Johannisbeeren
50 g Vollmilchjogurt
100 ml Mineralwasser
ohne Kohlensäure
1 TL Rosmarinhonig
(siehe Kapitel „Schlemmerküche“)
1/2 TL frischer oder
getrockneter Rosmarin

Schlagen Sie das Eigelb auf und zerkleinern Sie die Johannisbeeren in der Küchenmaschine zu feinem dünnflüssigem Mus. Dann alle Zutaten zusammengeben und in einem Mixbecher schütteln. Am Schluss den Rosmarinhonig einrühren und Rosmarinkraut obenauf streuen.

2. Schönheitstag: Bodycheck zum Wohlfühlen und Genießen

Heute stehen Gesicht und Körper im Mittelpunkt. Schritt für Schritt pflegen Sie sich schön mit Ringelblume und Rosmarin. Ihre Haut bekommt viele regenerierende, aufbauende und vitalisierende Impulse und gewinnt nach diesen Behandlungen neue jugendliche Frische und Spannkraft. Und ganz nebenbei profitieren stressgeplagte Nerven von den entspannenden Anwendungen.

Tipps zur Hautpflege von innen: Greifen Sie zu Vollkornprodukten, frischem Obst, Gemüse, frischen zuckerfreien Säften, gesäuerten Milchprodukten (Jogurt, Quark, Käse). Bevorzugen Sie pflanzliche Öle und Eiweiß (z.B. Olivenöl, Tofu, Hülsenfrüchte) und reduzieren Sie tierische Fette aus Wurst- und Fleischwaren, stark Gewürztes, Geräuchertes, Weißmehlprodukte, Süßigkeiten, Limonaden und Alkohol.

Blutreinigungstee zur Hautklärung: Unterstützen Sie die äußere Hautentschlackung mit einem Blutreinigungstee aus Ringelblume, Rosenblüten und Brennnesselblättern. Je 1 TL pro 1/4 Liter Wasser, 8 – 10 Minuten ziehen lassen und abfiltern. In kleinen Schlucken während Ihrer Schönheitsstunden trinken bzw. auch über einen längeren Zeitraum.

Gesichts- und Körperpeeling für zarte Haut

Überlagerungen von Hautschüppchen und Ansammlungen von Hauttalg lassen die Haut häufig müde und fahl aussehen. Es können sich unreine Hautbereiche und große oder verstopfte Poren bilden. Im Körperbereich können „Gänsehautstellen“ auftreten sowie trockene, harte und schuppenreiche

Hautareale. Das folgende Gesichts- und Körperpeeling rubbelt die Haut sanft von alten Ablagerungen frei. Geriebene Mandelkerne bieten dafür die Basis, die die Haut gleichzeitig mit Mandelöl versorgt. Ringelblumenextrakt besänftigt sofort jegliche eventuell entstehende Hautirritation und Rosmarin fördert die Durchblutung und lässt die Haut frisch und gesund aussehen.

Peeling für zarte Haut
4 EL fein geriebene Mandelkerne
4 EL Naturjogurt
2 EL Ringelblumenöl
(gut: auf der Basis von Sesamöl)
8 Tropfen Rosmarinöl

Mischen Sie die Zutaten zu einem dicken Brei und tragen Sie zunächst etwas auf das vorgereinigte und von Make-up befreite Gesicht auf. Massieren Sie Ihre Haut sanft mit kreisenden Bewegungen, sparen Sie dabei jedoch die zarte Augenlidpartie aus. Danach mit lauwarmem Wasser gründlich abspülen. Massieren Sie dann den gesamten Körper (am besten schon in der Dusche stehend) mit dem Mandelbrei. Anschließend die Peelingreste lauwarm abduschen.

Gesichtspackung – Kurzurlaub für die Haut

Durch das Peeling ist die Gesichts- und Körperhaut aufnahmefähiger geworden für Nähr- und Aufbaustoffe. Packungen „schlüpfen“ nun förmlich in die Haut und pflegende Inhaltsstoffe beginnen ihre Aktivierungs- und Regenerationsarbeit. Die folgende Packung enthält wertvolles Milcheiweiß, das die Elastizität der Haut fördert, beruhigend-glättendes Ringelblumenextrakt, nährendes Ringelblumenöl und feuchtigkeitsspendende Aloe Vera. Ergänzend regt Geraniumöl die Entgiftung der Haut an und wirkt sowohl bei zu hoher Talgabsonderung als auch bei zu trockener Haut ausgleichend.

Nährende Hautmaske
2 EL Sahnequark
1 EL Ringelblumenöl
3 Tropfen ätherisches Geraniumöl
5 Tropfen Ringelblumenextrakt
10 Tropfen Aloe-Vera-Gel

Mischen Sie die Zutaten und tragen Sie die Packung dick auf das Gesicht (Augenpartie aussparen) auf. 20 – 25 Minuten einwirken lassen und während der Zeit ein Verwöhnbad genießen.

Verwöhnbäder für Haut und Sinne

Sie haben sicher gemerkt, dass das Peeling nicht nur einen zart machenden Effekt auf die Haut hat, sondern auch, dass sich verspannte Muskelpartien durch das Rubbeln lockerten. Ein warmes Bad vertieft nun die entspannende Wirkung auf den Körper, gleichzeitig wird die Haut intensiv mit Pflegestoffen verwöhnt. Das erste Rezept eignet sich für jeden Hauttyp und bietet auch der sehr trockenen Haut reichlich rückfettende Inhaltsstoffe. Bei eher niedrigem Blutdruck, bei Müdigkeitsgefühlen und allgemeiner Antriebsschwäche sollten Sie sich für das Rosmarinbad entscheiden, das die Durchblutung intensiv anregt und Sie munter macht.

Ringelblumen-Entspannungsbad
2 EL Ringelblumenöl
1 EL Ringelblumenextrakt
1 EL Carotinöl
8 Tropfen ätherisches Sandelholzöl
4 Tropfen ätherisches Orangenöl

Rühren Sie die Zutaten in einer Schale an und verteilen Sie das Badeöl dann im Badewasser. Für die nächsten 20 Minuten haben Sie nur noch eine Aufgabe: entspannen und genießen.

Rosmarin-Erfrischungsbad
2 EL Rosmarinöl
1 EL Rosmarinextrakt
1 EL Carotinöl
je 4 Tropfen ätherisches Rosmarinöl und Grapefruitöl

Rühren Sie die Zutaten in einer Schale an und verteilen Sie das Badeöl dann im nicht zu heißen Badewasser. In den nächsten 15 – 20 Minuten können Sie nun mit Rosmarin neuen Schwung und Antriebskraft „tanken".

Massage für Gesicht und Körper

Spülen Sie nach dem Bad die Reste der Gesichtspackung mit lauwarmem Wasser gründlich ab und reiben Sie Gesicht, Hals und Dekolletee sanft mit Gesichtswasser ab. Verwenden Sie dazu eines der im Kosmetikteil beschriebenen Gesichtswässer. Sie besitzen sanft nachreinigende und porenverengende Wirkung und die Haut wird glatt und weich. Nach der sehr reichhaltigen Gesichtspackung benötigt die Haut meist keine „schwere" Pflegecreme, sondern reagiert auf ein leichtes Gel sehr positiv. Tragen Sie das Gel großzügig auf die Haut auf und führen Sie die Gesichtsmassage mit sanft kreisenden Streichbewegungen aus. Gehen Sie bei den folgenden Reflexzonenpunkten innerer Organe in eine leichte Bindegewebsmassage über: Kinnmitte, Mundwinkel, Nasengrübchen über den Lippen, Nasenspitze, Wangenknochen, unterhalb der Augenbrauen und zwischen den Augenbrauen. Durch eine leichte Tiefenmassage dieser Hautbereiche fördern Sie die Funktionen von Verdauung, Atemsystem, Herz und Kreislauf. Drücken Sie Zeige- und Mittelfinger sanft auf die Haut auf und bewegen Sie die Hautpartie punktuell. Für eine anschließende Körpermassage eignet sich dieses duftende Körperöl:

Entspannend-vitalisierendes Körperöl

4 EL Ringelblumenöl
2 Tropfen Vitamin E
je 4 Tropfen ätherisches Rosmarinöl und Grapefruitöl

Mischen Sie die Zutaten und tragen Sie das Massageöl auf den ganzen Körper auf. Massieren Sie das Öl mit der Noppenbürste ein, massieren Sie dabei an Beinen und Armen aufwärts. Beginn der Massage ist am rechten Bein, danach rechter Arm, linkes Bein, linker Arm, Schultern, Rücken, dann Hüften und vordere Körperseite. Eventuelle Ölreste werden nach der Massage mit einem Tuch abgerieben.

Erfrischender Schönheitsdrink

Sollten Sie zwischendurch Durst bekommen, können Sie ihn mit diesem Drink auf „schöne“ Weise löschen.

1 TL Ringelblumen- oder Rosmarinhonig
½ ausgepresste Zitrone
1 Tasse heißes Wasser (oder auf Wunsch kaltes Mineralwasser ohne Kohlensäure)

3. Schönheitstag: Haare zum Hinschauen schön

Stumpfes, dünnes und brüchiges Haar? Die Gründe für diese und einige andere Haarprobleme können sehr unterschiedlich sein. Um nur einige zu nennen: Vitamin- und Mineralstoffmangel, hormonelle Ursachen, Dauerwelle, Färben, heißes Föhnen usw. Übrigens können nicht nur chemische Färbemittel das Haar angreifen. Manches Haar reagiert auch auf natürliche Farben, z.B. Hennafärbungen, mit starker Austrocknung. Meist unterschätzt wird der Einfluss von Stress (Sorgen, Ärger, Druck, Angst, Prüfungen, Arbeitsüberlastung usw.). Fliegende Haare, extrem fettes oder trockenes Haar bis hin zum Haarausfall kann in Stress seine Ursache haben. Zumindest dem Stress geben Sie an Ihrem heutigen Haar-Schönheitstag eine Absage. Mit

Ringelblume und Rosmarin haben Sie dazu die richtigen Partner gefunden. **Haarpflege von innen:** Regelmäßige biotinreiche Kost unterstützt die äußerliche Haarpflege von innen. Biotin steckt z.B. in Linsen, Weizenkleie, Müsliriegeln, Vollkornbrot, Haferflocken, Ei, Naturreis, Vollmilchjogurt, Kalbs-, Rinder- und Hühnerleber, Kalbszunge, getrockneten Steinpilzen und Pfifferlingen. Bei Haarausfall sollten Sie außerdem reichlich Zink mit der Nahrung aufnehmen – zu finden in Sesamsamen, Mohnsamen, Kürbis- und Sonnenblumenkernen, Käse (Tilsiter, Gouda, Appenzeller) und magerem Bratenfleisch. Silicium kräftigt das Haar von innen und macht es robuster für äußere Beanspruchung. Enthalten ist es in Hafer, Gerste, Bohnen, Weizen, Petersilie, Bananen, schwarzen Johannisbeeren und Lauch. Der beim 1. Schönheitstag beschriebene Schönheitsdrink ist auch eine gute Nähr- und Aufbauquelle für das Haar.

Kraftnahrung für Haar und Kopfhaut

Diese Haarpackung wird vor dem Waschen ins trockene Haar aufgetragen. Die „Trockenpackung“ hat einige Vorteile: Sie umhüllt sämtliche Rückstände auf Kopfhaut und Haar, z.B. Staub, Hauttalg, Schuppen und Reste von Haarstylingprodukten wie Haarwachs, Haargele, Sprays usw., so dass sie bei der späteren Haarwäsche gründlich gelöst werden können. Die Nährstoffe der Packung pflegen die Kopfhaut und bauen einen schützenden Film auf. Ringelblumenextrakt und -öl halten in Verbindung mit den anderen Inhaltsstoffen die Haut in Balance und vermeiden eine zu starke Austrocknung, Juckreiz, Spannungsgefühle und auch schnelles Nachfetten nach der Haarwäsche. In den Haarschaft eingedrungen, regenerieren die Inhaltsstoffe die beschädigten Haarteile und stärken das Haar auf natürliche Weise. Nach der Haarwäsche wirkt das Haar fester, voluminöser und glänzender.

Powerpackung für Kopfhaut und Haar
1 EL Ringelblumenöl
(gut: auf der Basis von Avocadoöl)
1 Eigelb
1/2 Banane
1 TL Kieselerdepulver
10 Tropfen Ringelblumenextrakt
5 Tropfen ätherisches Orangenöl

Zerdrücken Sie die Banane mit der Gabel und mischen Sie alle anderen Zutaten hinzu. Streichen Sie die Packung auf das trockene Haar, massieren die Kopfhaut damit und kneten es bis in die Haarspitzen ein. Umwickeln Sie nun Ihren Kopf eng mit einer Plastikfolie oder streifen Sie einfach eine Gummibadekappe über. Durch die Wärme wird die Pflegewirkung intensiviert. Die Packung bleibt 1 bis 2 Stunden im Haar – eine

Zeit, die Sie zu Ihrer Entspannung, z.B. zur Ringelblumen- oder Rosmarin-Meditation, nutzen können.

Kopfmassage – Zauberformel für starkes Haar

Ist es Ihnen unter der Badekappe schon etwas eng und warm geworden? Dann folgt jetzt die „Erlösung" – die Haarwäsche. Verwenden Sie dazu das im Kosmetikteil beschriebene Haarshampoo oder ein mildes anderes Produkt. In ein parfumfreies Produkt können sie pro Shampooportion 2 – 3 Tropfen ätherisches Rosmarinöl zur Durchblutungsanregung der Kopfhaut geben. Bei empfindlicher strapazierter Kopfhaut der Shampooportion 5 Tropfen Ringelblumenöl zugeben.

Vitallotion für Kopfhaut und Haar
50 ml Rosmarin-Tinktur
100 ml kalter Ringelblumentee
je 3 Tropfen ätherisches
Orangenöl und Zitronenöl

Mischen Sie die Zutaten und füllen Sie sie in eine Flasche mit Spritzverschluss um. Scheiteln Sie das Haar partienweise und tragen Sie das Haarwasser auf Kopfhaut und Haar auf. Massieren Sie das Haarwasser etwa 10 Minuten ein und hüllen Sie dann den Kopf in ein vorgewärmtes Handtuch. Durch die so entstehende Wärme wirken die anregenden und pflegenden Inhaltsstoffe nach. Durch die Zitrussäuren schließt sich der Haarschaft und das Haar kann leichter durchgekämmt werden. Nun können Sie Ihr Haar föhnen oder einfach an der Luft trocknen lassen.

Schönheitsdrink für glänzendes Haar

Biotin, Silicium, Zink – von diesen Stoffen träumt Ihr Haar. Genießen Sie sie mit diesem Drink.

1 frisches Eigelb
100 ml Vollmilchjogurt
100 ml Mineralwasser
ohne Kohlensäure
1/2 Banane
1 TL Rosmarinhonig
1/2 TL Rosmarin

Zerdrücken Sie die Banane mit der Gabel sehr fein und rühren Sie das Eigelb hinzu. Geben Sie diese Mischung zu Vollmilchjogurt und Mineralwasser und schütteln Sie sie im Becher auf. Schließlich den Honig einrühren und Rosmarin obenauf streuen.

Ein Tag für Magen und Verdauung

Unser Verdauungssystem muss täglich mehr oder weniger Hochleistungen vollbringen. Kein Wunder also, dass die Verdauungsorgane unsere Attacken nicht immer schmerzlos hinnehmen und an manchen Tagen scheint sogar alles durcheinander zu sein. Legen Sie dann einmal einen Verwöhntag mit Ringelblume und Rosmarin für Ihr Verdauungssystem ein. Beschränken Sie sich an diesem Tag auf leichte, fettarme und kleine Mahlzeiten oder gönnen Sie Ihrem Verdauungssystem den nachfolgend beschriebenen Entlastungstag mit Vollweizen-Gel.

Je nach Symptomen, z.B. Völlegefühlen, Krämpfen, Blähungen usw. nach kalorienreichen Festtagen, revitalisiert sich der Organismus auch sehr gut, wenn Sie einen reinen Teefastentag einlegen.

Ringelblume und Rosmarin sind während Ihres Kurtages willkommene Gesundheitsförderer für Ihr Verdauungssystem. Meiner Erfahrung nach beruhigt die Ringelblume insbesondere entzündliche Probleme im Verdauungssystem. Sie balanciert Überreaktionen, Krämpfe und Übersäuerung aus, fördert die Entschlackung und aktiviert die Gallenblasensekretion. Auf Grund seiner anregenden und krampflösenden Eigenschaften kann Rosmarin gut bei Beschwerden wie Völlegefühlen, Stauungen oder Verstopfung eingesetzt werden. Er regt mangelnde Gallentätigkeit an und wirkt antibakteriell bei Gallenblasenproblemen. Durch seine intensiven fungizid wirkenden ätherischen Öle unterstützt Rosmarin auch eine Pilzbehandlung des Darmes sehr gut. Verdauungsprobleme können außerdem eine ganze Reihe von Beschwerden nach sich ziehen und zu allgemeinem Unwohlsein, Hämorrhoiden, Erschöpfung, geistiger Abgeschlagenhcit oder Mundgeruch führen. Unter einer Rückvergiftung, wie sie ein verstopfter Darm auslösen kann, leidet schlussendlich auch das Immunsystem. Ringelblume und Rosmarin bringen wohl tuende Besserung bei all diesen Beschwerden.

Entlastung für das Verdauungssystem

Einem alten Brauch folgend werden zur Fastenzeit in einigen griechischen Klöstern heute noch Fastenkuren mit Weizengel durchgeführt, die einen ganzheitlich reinigenden und entlastenden Einfluss auf das Verdauungssystem haben. Nach überliefertem Rezept aus griechischen Klöstern gewinnt man einen gelartigen Brei durch Auskochen von frischen Weizenkörnern (in Flockenform fertig zum Anrühren erhältlich) in Wasser. Durch den Kochvorgang bzw. das Anrühren des Flockenbreies mit Wasser wird das Eiweiß im Weizenkorn zu einer leimartigen Lösung, die den Aufbau einer neuen Schleimhaut im Magen-Darm-Bereich unterstützt. Die entgiftende Tätigkeit der Leber wird aktiviert, ebenso die Arbeit der Nieren. Dadurch ergibt sich eine stärkere Wasserausscheidung des Körpers. Der Stärkegehalt des Weizenkorns bewirkt das Aufsaugen von Giftstoffen, die an Magen- und Darmwänden haften. Zusammen mit dem Stärkeleim wird eine auflösende Masse zum Abtransport jener Schlackenstoffe geschaffen, die den Grundstein für viele Magen-Darmbeschwerden, Zivilisationskrankheiten sowie problematische Haut darstellen. Empfohlen werden vier bis fünf Mahlzeiten mit Vollweizen-Gel, die außerdem gut sättigen.

Magen-Darm-Entgiftungs- und Diätmahlzeit

8 EL (ca. 40g) Vollweizen-Gel
(Reformhaus)
350 ml heißes oder kaltes Wasser

Rühren Sie das Vollweizen-Gel in das Wasser ein und fertig ist die Diätmahlzeit. Reifes, saftiges Obst unterstützt die ausschwemmende Wirkung des Gels. Über den Tag verteilt können Sie 3 – 4 Tassen eines Tees wählen, der Ihren Beschwerden entspricht.

Den verdorbenen Magen kurieren

Ein verdorbener Magen erholt sich am schnellsten, wenn er sich nicht mit erneuter Verdauungsarbeit abquälen muss und wenn nichts Neues – außer Tee – hinzukommt. Empfehlenswert sind Mischungen aus Ringelblume und Tausendguldenkraut, Ringelblume und Pfefferminze sowie auch die folgende Auflage mit

Ringelrosenbutter: 3 EL frische, sehr fein gehackte Ringelblumenblüten und -blätter samt dem ausgetretenen Blattsaft mit ca. 100 g weicher Ziegenmilchbutter vermengen. Das Buttergemisch einige Stunden abgedeckt ruhen lassen (nicht im Kühlschrank) und die Butter durch ein feines Sieb streichen und dabei die Pflanzenreste gut auspressen. 1 – 2 EL der Butter auf die Magengegend verstreichen und mit einem warmen Tuch abdecken. Ruhen Sie einige Zeit und massieren Sie dabei evtl. Reste der Ringelrosenbutter im Uhrzeigersinn in die Haut ein.

Ringelblumenblütenauflage: Gute Erfahrungen wurden mit der Blütenauflage nach der Hl. Hildegard gemacht. Dazu kocht man 3 Hand voll Ringelblumenblüten kurz in Wasser auf und legt die leicht ausgedrückten Blüten auf den Magen. Mit einem warmen Tuch abdecken und einige Zeit aufliegen lassen

Ein Tag für vitalen Genuss und entspannte Muskeln

An Ihrem heutigen Verwöhntag können Sie mit Ringelblume und Rosmarin ganzheitlich harmonisierende und vitalisierende Heilimpulse setzen und für neue Lockerheit in verspannten Muskelpartien sorgen. Die anregenden und aufbauenden Inhaltsstoffe wirken sich wohl tuend aus, wenn häufige oder dauernde Schmerzzustände, z.B. im Nackenbereich, die Lebensqualität bereits deutlich beeinflussen. Ergänzend zu den Kräuterbehandlungen empfiehlt es sich (nicht nur) heute, eine gelenk- und muskelfreundliche vegetarische Ernährung zu bevorzugen. Wichtig sind Vitamine der B-Reihe, Vitamin C, Folsäure sowie die Mineralstoffe Magnesium, Calcium und Mangan, die den Abbau von schmerzfördernden Harnsäurekristallen und anderen Stoffwechselprodukten in Gelenken, Knorpeln und Gewebe fördern. Sie stecken in Vollkornprodukten, Zitrusfrüchten, grünen Gemüsesorten, bunten Salaten und Nüssen. Ferner haben reife Äpfel durch ihren entschlackende Wirkung positiven Einfluss auf rheumatische und gichtige Schmerzen.

Massagen contra Muskelstress

Schon bei Pfarrer Kneipp begann kein Kurtag ohne eine Trockenbürstenmassage. Er verordnete sie als Teil- bzw. Ganzkörperbehandlung. Die folgende Bürstenmassage ist in einzelne Segmente unterteilt, die Sie individuell in Ihren heutigen Verwöhntag integrieren können. Sie benötigen eine Naturhaar-Körperbürste oder einen Naturhaar-Bürstenhandschuh. Die Bürstenmassage hat eine Mehrfachwirkung auf verspannte schmerzende Muskeln sowie auf den gesamten Organismus:

- Verspannte und überanstrengte Muskeln lockern sich rascher und schneller durch die entstehende Wärme. Bei einer Massage mit den Händen ist das nicht immer gewährleistet.
- Kreislauf und Körperdurchblutung werden angeregt, der Abtransport von Schlacken über die Blut- und Lymphbahnen gefördert.
- Die innere Organe können über die Reflexzonen beeinflusst werden.
- Symptome von körperlicher wie auch geistiger Überanstrengung werden ausgeglichen.
- Das Nervensystem wird ausbalanciert, d. h. nervöse Personen werden ruhiger, lethargische Gemüter angeregt.
- Abgestorbene Hautzellen lösen sich von der Hautoberfläche. Das Hautbild verfeinert sich, die Haut wirkt rosiger.

Bei leichten Krampfadern sollten Sie die Massage (ggf. nach Rücksprache mit dem Arzt) mit sanften Strichen und mit minimalem Druck durchführen, bei Venenentzündungen und Thrombosen auf diese Art von Massage verzichten. Wenden Sie die Bürstenmassagen auf der sauberen trockenen Haut wie beschrieben an und massieren Sie im Anschluss ein entspannend-vitalisierendes Körperöl ein (siehe Seite 92). Dies hat den Vorteil, dass die Muskelpartien bereits durchwärmt und entspannt sind und die Handmassage keine Schmerzen verursacht. Durch das Trockenbürsten wird die Haut außerdem „durstig“ und sie nimmt das Öl rascher auf. Die Bürstenmassage regt die Durchblutung intensiv an und die Inhaltsstoffe der Öle können schneller an die schmerzende Stelle transportiert werden. Im Verbund mit der Wärme ist ihre Wirkung außerdem tief greifender.

Fußbürstenmassage – Vitalimpulse für Organe

Nach einem langen Arbeitstag oder einer Wanderung ist diese Fitnessmassage eine Wohltat. Bürsten Sie Schmerzen, Schweregefühle, Schwellungen und Wasseransammlungen einfach aus Füßen und Knöcheln heraus. Wie erwähnt, befinden sich an den Fußsohlen die Reflexzonen der Organe. Sie erreichen mit der Fuß-Bürstenmassage daher einen harmonisierenden Effekt auf den gesamten Organismus.

Streichen Sie mit der Naturbürste zunächst die Fußsohlen von den Zehen zu den Fersen hin aus. Dann werden die Zehen mit kleinen kreisenden Bewegungen massiert. Über die Reflexzonen werden über diese Stelle der Halsbereich, Stirnhöhle, Hirnanhangdrüse und Luftröhre angesprochen. Nun sind die Fußballen und die Zehenzwischenräume an der Reihe. Hier liegen die Reflexzonen von Augen, Ohren, Kehle, Mandeln, Hinterkopf und vom Schulter-Armgelenk. Mit sanft kreisenden Strichen spricht man oberhalb der Fußmitte die Lunge, Bauchspeicheldrüse, Leber, Gallenblase, Schilddrüse und Nebennierendrüsen an. In der Fußmitte liegen die Reflexzonen von Wirbelsäule, Nieren und quer verlaufendem Dickdarm. Streichen Sie diese Partie mit sanftem, aber nachdrücklichem Druck aus. Mit kreisender Reibemassage behandeln Sie dann die Ferse, wo die Reflexzonenpunkte von Harnröhre, aufsteigendem Dickdarm, Blinddarm, Hüftgelenk, Oberschenkel, Steißbein, Knie und Ischiasnerv liegen. Zum Abschluss Ihrer Massage streichen Sie dreimal mit ruhigen glatten Strichen die Fußsohle von der Fußspitze bis zur Ferse aus und massieren mit den Händen noch ein Fitnessöl ein.

Anschließende Fitnessölbehandlung: 1 EL Hagebuttenkernöl mit 4 Tropfen ätherischem Rosmarinöl mischen und damit die Fußsohlen massieren. Ein weichpflegendes und sanft vitalisierendes Öl.

Bürsten Sie Schwung in die Beine

Besonders „Bürobeine“ profitieren von einer Bürstenmassage, die stets Richtung Herz ausgeführt wird. Die Beine sollten dazu in gerader oder leicht angewinkelter Haltung liegen. So erreichen Sie alle Beinzonen problemlos. Sehr angenehm ist es, wenn jedes Bein synchron, also mit zwei Bürstenhandschuhen, massiert wird. Streichen Sie zunächst die Fußsohlen aus und gleiten Sie mit der Bürste über die hintere, dann die seitliche Wadenmuskulatur bis über die Kniekehlen. Danach folgt das Ausstreichen von den Zehen über Fußrücken, Fußbeuge, Schienbein bis über die Kniescheibe. Schließlich setzen Sie in Höhe des Fußknöchels an und streichen jeweils (oder synchron) über die seitliche und vordere Wadenpartie bis übers Knie. Die ausstreichenden Griffe sollten pro Bein dreimal wiederholt werden.

Anschließende Fitnessölbehandlung: 1 EL Rosmarinöl mit 3 Tropfen ätherischem Geranienöl und 2 Tropfen Zitronenöl mischen. Wirkt entstauend und erfrischend, unterstützt den Abtransport der durch das Bürsten gelösten Schlackenstoffe.

Verspannungen aus Nacken und Schultern bürsten

Im Nacken sitzt oft eine „geballte Ladung“ Frust, Druck und Anspannung, die der Alltag so mit sich bringt. Zeigen Sie sich ruhig mal kratzbürstig, und lassen Sie Ihre Schulterlast in der Wärme der Bürstenmassage dahinschmelzen. Massagebeginn ist am oberen Halswirbel. Von hier aus kreisen Sie in Abwärtsrichtung zuerst rechts, dann links der Halswirbelsäule entlang bis über die Außenseiten der Schultern. Diese Partie wird anschließend sanft mit glatten breitflächigen Bürstenbewegungen vom Hals Richtung Schulter ausgestrichen.

Die kreisende Massagerichtung wird von innen nach außen durchgeführt, ebenso wie die ausstreichenden Griffe. Die rasch eintretende Wärmeentwicklung unterstützt die Entspannung und Lockerung von Muskeln und Schulterblättern. Durch das Bürsten der Nackenzone erfährt der gesamte Kopfbereich Entspannung.

Anschließende Fitnessölbehandlung: Wählen Sie nun bitte eine der beschriebenen Ölkombinationen aus und massieren Sie eine kleine Menge davon in die Haut ein. Den Lockerungseffekt können Sie noch erhöhen, wenn Sie nach der Massage ein vorgewärmtes Handtuch auflegen.

Ölkombinationen für verspannte Nackenmuskulatur

Löst Ängste, Schockverkrampfungen und nervliche Belastungen: 2 EL Rosmarinöl mit je 3 Tropfen ätherischem Basilikumöl und Neroliöl mischen.

Wärmt, lockert Muskeln, bereitet vor: 2 EL Rosmarinöl mit je 3 Tropfen ätherischem Orangenöl und Korianderöl mischen. Dieses Öl können Sie auch gut vor sportlichen Aktivitäten, z.B. einem Wandertag, dem Joggen usw. einsetzen, da es die Muskeln gut auf die Beanspruchung vorbereitet.

Entkrampft, erfrischt und stärkt: 2 EL Rosmarinöl mit je 2 Tropfen ätherischem Rosmarinöl, Pfefferminzöl und Zitronenöl mischen.

Muskelfitness aus der Teekanne: Lassen Sie die Pflanzenkräfte von außen und innen wirken. Mit diesen Tees können Sie Ihrem Rheuma- oder Muskelproblem gezielt begegnen. Entscheiden Sie sich pro Tag für ein oder zwei Sorten, und trinken Sie insgesamt 3 – 4 Tassen über den Tag verteilt. Sinnvoll ist es natürlich, wenn Sie Ihre Teekur in der nächsten Zeit fortsetzen, z.B. mit einer der folgenden Teemischungen:

Blutreinigend und gewebeentschlakkend: Ringelblumentee (1 TL pro Tasse Aufguss) und Zinnkrauttee abwechselnd trinken. 3 – 4 Tassen täglich insgesamt. Bitte beachten: Zinnkraut (1 TL pro Tasse) wird kalt angesetzt. Eine Minute aufkochen lassen und eine weitere ziehen lassen, dann abfiltern und mit Rosmarin- oder Ringelblumenhonig süßen.

Anregend, entschlackend und entwässernd: Rosmarin und Apfelschalen. Je 1 TL pro Tasse Aufguss, 10 Minuten ziehen lassen und abfiltern. Mit Ringelblumenhonig süßen.

Ein Tag für geistige Fitness und Konzentration

Lebensstil, Lebenseinstellung und Lebensumstände beeinflussen unsere Fähigkeit zur geistigen Fitness und Konzentration wesentlich. In enger Verbindung zu diesen Faktoren steht unsere Atmung bzw. Fehlatmung. Beobachten Sie in der nächsten hektischen oder konzentrationsschwachen Situation einmal Ihren Atem. Sie werden wahrscheinlich feststellen, dass er flach und kurz ist, wobei sich beim Atmen vornehmlich die Brust bewegt und der Bauch unmerklich oder gar nicht. Atmen Sie dann mehrmals bewusst tief durch und leiten Sie Ihren Atemstrom weit in den Bauch. Bauchatmung ist Entspannungsatmung und nach einigen Minuten Atemkonzentration werden Sie dies bestätigen können. Aus einer entspannten, gelassenen (Atem-)Haltung heraus ändert sich so manche Lebenseinstellung. Über Ärgernisse und Sorgen legt sich der sanfte Schleier der Gelassenheit. Das Leben wird leichter, ruhiger, genussreicher. Eine Ahnung vom freieren Leben konnte Ihnen diese erste Atemübung vielleicht schon vermitteln. Wenn Sie sich täglich mehrmals auf Ihren Atem konzentrieren und sich so zur Ruhe bringen, wird das Mehr an Gelassenheit Ihr Leben in entspanntere Bahnen bringen. Ergänzend können Sie zu vitamin-B-reicher

Ernährung greifen, die Gehirn- und Nervenkraft stärkt. Vitamin B steckt in Sonnenblumen- und Pinienkernen, Erdnüssen, Mandeln, Erbsen, weißen Bohnen, Buchweizenmehl, Hühnerfleisch und -leber, Schweinefleisch, Rindfleisch, Kalbs- und Rinderleber, Zuckermais, Bierhefe, getrockneten Pfifferlingen, Butterpilzen und Molkepulver.

Mit Rosmarin in ein neues Leben atmen

Das Atemtraining kann durch ätherisches Rosmarinöl wirksam unterstützt werden. Der Duft von Rosmarin regt die Gehirndurchblutung an, weckt die Aufmerksamkeit, erhöht die Aufnahmefähigkeit, führt zu Konzentration, steigert die Gedächtnisleistung und trägt zur Bewusstseinsöffnung bei. Mit den folgenden Atemübungen können Sie sich „in die Konzentration" atmen. Trainieren Sie an Ihrem heutigen Konzentrationstag mehrmals täglich einige Minuten lang. Führen Sie in der folgenden Zeit wenigstens einmal täglich eine komplette Atemfolge durch.

Machen Sie die Atemübungen in einem frisch gelüfteten Raum. Während des Lüftens können Sie bereits ätherisches Rosmarinöl in der Aromalampe verdampfen lassen und so zur Raumreinigung beitragen. Üben Sie je etwa 3 – 5 Atemzüge lang. Übertreibungen sollte man vermeiden. Nach jahrelanger Fehlatmung könnte ein zu langes Üben zu Unwohlsein führen. Atmen Sie immer über die Nase ein, das Ausatmen geschieht ohne Druck gegen die leicht geschlossenen Lippen. Das Ausatmen können Sie auch mit einem Ton begleiten, das verschafft ein gutes Gefühl für den Atemstrom. Die Dauer des Einatmens steht zum Ausatmen im Verhältnis 1:2. Man atmet also doppelt so lange aus wie ein. Je nach Alter und körperlicher Verfassung variiert das Luftvolumen, das man einatmet. Als Richtlinie kann man beim Einatmen gedanklich auf fünf zählen, beim Ausatmen auf zehn. Nach dem Ausatmen folgt eine kurze Atempause, bei der Sie in Gedanken auf drei zählen. Dann wird wieder langsam (nicht ruckartig) eingeatmet. Die folgenden drei Atemübungen können aufeinander aufbauend geübt werden.

Rosmarin-Atemübung: Bauchatmung

Legen Sie sich auf den Rücken und schieben Sie eine Kissenrolle unter die Kniekehlen, so dass die Rückenmuskulatur entspannen kann. Atmen Sie zunächst einmal tief ein und aus. Beim nächsten Einatmen atmen Sie bewusst tief in den Bauch, so dass er sich sichtbar hebt. Die Brust bleibt bei dieser Atemübung flach. Die tiefe Bauchatmung stärkt das Zwerchfell und die Bauchmuskeln, das Verdauungssystem wird angeregt. Krampfartige Zustände im Bauchbereich bessern sich, die allgemeine Durchblutung wird angeregt. Üben Sie die Bauchatmung drei- bis fünfmal.

Rosmarin-Atemübung: Brustatmung

Ebenfalls in Rückenlage konzentrieren Sie sich nun auf die Brustatmung. Beim Einatmen wird die Luft tief in die Brust geleitet, die sich hoch ausdehnt. Beim richtigen Durchführen der Übung wird die Dehnung der Atemhilfsmuskeln von Hals und Schultern spürbar. Durch die Brustatmung weitet sich der Brustkorb. Eingesunkene Haltung und Engegefühle werden damit behandelt. Die Dehnung wirkt sich auch positiv auf verspannte Schultern und die Halspartie aus. Drei- bis Fünfmal üben.

Rosmarin-Atemübung: Vollatmung

Lassen Sie die Luft beim Einatmen zunächst in den Bauch strömen und füllen Sie dann den Brustkorb. Beim Ausatmen erst die Luft aus dem Bauch strömen lassen, danach aus dem Brustkorb. Diese kontrollierte Atmung ist etwas schwieriger und sollte erst durchgeführt werden, wenn man das Gefühl für Bauch- und Brustatmung durch die ersten beiden Übungen erlernt hat. Die Vorstellung, dass die Luft wie eine Welle in den Bauch einströmt und dann in den Brustraum fließt, erleichtert den Atemvorgang. Drei- bis fünfmal üben.

Rosmarin-Atemübung: Erlebnisatmung

Bei dieser Übung beziehen Sie Ihren Körper in die Atmung mit ein. Stehen oder knien Sie dazu, die Arme hängen nach unten, die Handinnenflächen sind nach außen gerichtet. Aus der Ausgangsstellung werden die Arme mit dem Einatmen in Bauch und Brust (Vollatmung) bis zur Körpermitte gehoben. Dann beginnt die Phase des Ausatmens, während der Sie die Arme über den Kopf führen. Ihr Körper ist nun gerade wie eine Säule. Mit dem nächsten Einatmen sinken die Arme wieder bis zur Körpermitte, um dann mit dem Ausatmen wieder in die Ausgangsposition (nach unten hängend) gesenkt zu werden. Machen Sie sich während der Atemübung die tiefe Symbolik des Atmens bewusst. Mit dem Einatmen nehmen Sie die Welt und vitale Lebenskraft auf. Tiefes Einatmen bringt Ihnen also Energie von außen. Das Ausatmen dagegen ist ein Prozess des Loslassens. Sie dürfen alles Verbrauchte, allen Ballast loslassen. Während der kleinen Atempause zwischen Einatmen und Ausatmen können Sie sich als Einheit fühlen und erleben, wie wohl es tut, ganz bei sich zu sein und in sich zu ruhen.

Der Geistesblitz-Drink

In diesem Drink steckt viel Cholin (Sojalecithin), das die Gehirnzellen intensiv stärkt, anregt und vital hält. Mit der Banane nehmen Sie den „Happystoff" Serotonin auf, der zur Konzentration noch freudige Begeisterung beifügt. Und Rosmarin sorgt mit seiner ankurbelnden Kraft dafür, dass alle Stoffe rasch zum Gehirn transportiert werden.

1 EL Sojalecithin
150 ml Mineralwasser
ohne Kohlensäure
½ Banane
1 TL Rosmarin

Mischen Sie Sojalecithin und Mineralwasser und geben Sie die fein zerdrückte Banane hinzu. Schütteln Sie den Drink in einem Becher auf und streuen Sie den Rosmarin obenauf.

Schlankheitstag mit Ringelblume und Rosmarin

Wen drücken nicht ab und zu ein paar überflüssige Pfunde? Ein Schlankheitstag mit Reis und Rosmarin-Apfelmus bringt den Zeiger der Waage schnell in Bewegung und bedeutet nicht zuletzt für das Herz und den gesamten Organismus wohl tuende Entlastung. Einmal wöchentlich eingelegt, bringt der Reistag den Organismus in ein harmonisches Gleichgewicht zurück. Über einen längeren Zeitraum können Sie so eine relativ mühelose Gewichtsabnahme erreichen, die zwar eine allgemein mäßige Ernährungsweise, aber keine Hungerkünste erfordert. Rosmarin mit seiner ganzheitlich vitalisierenden Wirkung verhindert Unlust- und Schlappheitsgefühle, er regt die Verdauungsvorgänge auf milde Weise an und fördert die Entgiftung wie auch das körperliche Wohlgefühl. Auf Grund Ihrer blutreinigenden Wirkung unterstützt die Ringelblume die Entschlackungsvorgänge an diesem Tag. Am nächsten Tag sollten Sie auf eine salz- und gewürzreduzierte Kost (Wurst, Käse, Fertiggerichte und Restaurantessen können sehr viel Salz/Gewürze enthalten) achten. Ebenfalls auf den nächsten Tag – das schont den Organismus – können Sie einen Saunabesuch legen; er intensiviert und verlängert den Effekt des Reistags.

Schlank und fit mit Reis und Rosmarin-Apfelmus: ½ bis 1 Tasse Reis pro Mahlzeit salz-frei kochen und dazu eine Portion Rosmarin-Apfelmus (siehe Seite 136) essen. Die Nahrungskombination regt die Entwässerung intensiv an, je nach Wassereinlagerungen kann der Gewichtsverlust 1 – 2 Kilogramm ausmachen. Durch die ebenfalls deutlich angeregte Entgiftung und den Schlackenabbau im Organismus wird ein befreites und leichteres Körpergefühl angenehm spürbar. Ergänzend können Sie an diesem Tag die folgenden Teesorten trinken.

Schlanke Teemischungen

Trinken Sie 2 – 4 Tassen insgesamt von ein oder zwei Teesorten. Pro Tasse je 1 gestrichener TL von jeder Sorte, 8 – 10 Minuten ziehen lassen und nach dem Abfiltern ungesüßt trinken.

Anregend und entgiftend: Rosmarin und Apfelschalen

Fettzehrend und blutreinigend: Labkraut und Ringelblume

Entwässernd und blutreinigend: Holunder und Ringelblume

Bodyforming-Massageöl

Mit diesem Massageöl verwöhnen Sie einerseits die Haut, andererseits werden die Fettreserven in den Zellen zum Schmelzen angeregt.

100 ml Ringelblumenöl
20 ml Algenöl
20 Tropfen Carotinöl
15 Tropfen ätherisches Fenchelöl
10 Tropfen ätherisches Zitronenöl
je 5 Tropfen ätherisches Rosmarinöl und Grapefruitöl
10 Tropfen Grapefruitkern-Grüntee-Extrakt

Mischen Sie alle Zutaten und füllen Sie das Bodyforming-Massageöl in eine braune Flasche um. Verwenden Sie es zweimal täglich zur 10 – 15-minütigen Massage der Problemzonen. Dazu eignet sich eine Gumminoppenbürste bzw. eine elektrische Noppenbürste, mit der Sie tief liegende Haut- und Fettschichten in Bewegung bringen. Hier regt das ätherische Fenchelöl das Lösen giftiger Stoffe aus den Zellen sowie die Fettverbrennung an. Rosmarinöl fördert durch eine angeregte Durchblutung den Abtransport der Stoffwechselprodukte und Zitrone und Grapefruitöl hinterlassen ein angenehm vitalisiertes Körpergefühl. Nicht zuletzt fördert dieses Öl die Straffheit und Elastizität der Haut.

Allgemeine Schlankheitstipps

Nach Ihrem erfolgreichen Schlankheitstag helfen Ihnen diese Tipps, auch in Zukunft motiviert schlank zu werden und zu bleiben:

- Sie haben mit Diätfrust zu kämpfen? Machen Sie sich eine Kanne heißen Tee (beruhigt die Magennerven und das unzufriedene Gemüt). Stellen Sie dann eine „schlanke" Bilanzliste zusammen. Stehen Ihnen nicht tolle schlanke Zeiten bevor? Stärken Sie Ihr schlankes Unterbewusstsein mit folgenden Suggestionen: Von Tag zu Tag fühle ich mich freier und leichter. Ich genieße meinen schlanken Körper. Ich bin schlank und fühle mich wohl und geborgen.

- Ist mal wieder „Hausputz" angesagt? Ein gründliches „Putzmittel" für den Körper ist Ringelblumentee.

Er wirkt blutreinigend, verdauungsstimulierend und entgiftend. Ergänzen Sie ihn noch mit der entwässernden Wirkung der Brennnessel.

- Darmträgheit, Pölsterchen und Schlappheit ade – das Tropic-Trio kommt. Essen Sie einen Tag lang nur Ananas, Papaya und Mango. Davon aber so viel sie wollen! Reich an den Enzymen Bromelain und Papain bringen die tropischen Früchte den Fettstoffwechsel in Schwung, befreien den Organismus von alten Schlacken und Wasseransammlungen.

- Versenken Sie überflüssige Pfunde einfach im Wasser und verlegen Sie Joggen und Gymnastik ins Schwimmbad. Die Bewegung im Wasser fällt viel leichter, Sie können mehr Übungseinheiten schaffen und mit viel Spaß auch noch die Gelenke schonen.

- Knuspern Sie mal wieder, aber bitte mit Sättigungsplus: Haferflocken mit hohem Kleieanteil sind ideal (auch als Büromahlzeit). Sie eignen sich sowohl für den Appetit auf Süßes und Pikantes und haben einen hohen und lang anhaltenden Sättigungswert. Mischen Sie ca. 3 – 4 EL mit Jogurt oder Frucht- oder Gemüsesäften und ersetzen Sie so ein oder zwei Mahlzeiten am Tag. Egal, welche Geschmacksrichtung Sie bevorzugen – streuen Sie noch eine Fingerspitze Rosmarin als Wohlfühlplus darüber.

- Starten Sie mit einer Trockenbürstenmassage in einen schlanken beschwingten Tag. Gleich nach dem Aufstehen Fenster öffnen und mit dem Luffahandschuh den Körper kräftig abbürsten. Danach lauwarm duschen und mit entschlackendem Körpergel (siehe Kosmetikrezepte) eincremen.

- Ist es Hunger, Appetit oder nur Durst? Gerade Letzteres wird häufig total „überhört“, weil der Magen so laut knurrt. Zum Testen: Trinken Sie zwei Tassen erhitzten Gemüse saft und fragen Sie sich dann noch einmal: Habe ich Hunger oder Appetit oder war ich nur durstig?

- Haben Sie Durchhalteschwierigkeiten inmitten einer schlemmenden Familie? Stärken Sie Ihre „schlanke“ Motivation vor jedem gemeinsamen Essen mit Sätzen wie: Ich bin voll und ganz mit meiner schlanken, schön zubereiteten Mahlzeit zufrieden. Ich genieße meine leichte Mahlzeit. Nach dem Essen bin ich satt und zufrieden. Seien Sie außerdem konsequent: Wenn Sie ein paar mal „nein“ gesagt haben, wird es den anderen langweilig, Sie zum Essen überreden zu wollen.

- Nichts macht dicker als Frust und Unzufriedenheit mit sich selbst, z.B. nach einer Esssünde. Verzeihen Sie sich diese sofort und suggerieren Sie sich: Ich bin völlig zufrieden mit mir und werde von Tag zu Tag schlanker.

- Trauben, die Früchte der Götter, fördern sämtliche Verdauungsvorgänge, unterstützen die Reinigung der Zellen, wirken keimtötend, entwässernd und allgemein regenerierend. Essen Sie an einem Traubentag drei- bis viermal täglich dunkle oder helle Trauben nach Herzenslust. Auf andere Nahrungsmittel sollten Sie aber verzichten. Nutzen Sie die vitalisierende Traubenzuckerversorgung, und stärken Sie Ihre Muskeln mit Schwimmen, Radfahren oder Joggen. Übrigens: Trauben und Rosmarin passen geschmacklich gut zusammen.

- Machen Sie Luftsprünge. Wenn Sie auf der Waage stehen, haben Sie sicher schon Grund dazu. Toll – und wirksam – sind Luftsprünge aber auch auf dem Trampolin. Täglich ein paar Minuten genügen, um Fettpölsterchen und Cellulitedellen zum Schwinden zu bringen.

- Molke ist ein Schlankmacher mit Mehrfacheffekt. Sie entwässert, regt die Verdauung an, unterstützt den Abbau von Stoffwechselschlacken und balanciert den Säure-Basen-Haushalt aus. Ersetzen Sie eine Mahlzeit täglich, z.B. das Abendessen, durch $^1/_4$ Liter Molke, die Sie in kleinen Schlucken trinken. Bei Molkeprodukten darauf achten, dass sie 90% rechtsdrehende und nur 10% linksdrehende Milchsäure enthalten.

- Suchen Sie sich eine Beschäftigung, bei der Sie nicht essen können, z.B. Stricken, Häkeln, Teppich knüpfen, Töpfern, Basteln usw. Wenn Sie Appetit haben, beginnen Sie damit und „überstricken“ Sie Ihren Hunger einfach.

- Essen Sie in kleinen Häppchen, kauen Sie gründlich. Machen Sie ruhig die Augen zu und genießen Sie jeden Happen. Versuchen Sie auch mal, mit Stäbchen (gibt es im Asia-Shop) zu essen. Das macht Spaß und vermittelt ein neues Essgefühl.

- Suchen Sie Gleichgesinnte. Ein „schlanker“ Erfahrungsaustausch (bei Tee und Jogurt) kann ungemein motivierend wirken.

- Fragen Sie den Mann im Mond. Abnehmen und Figurhalten gelingt am besten bei abnehmendem Mond und bei Neumond. Bei zunehmen dem Mond sollte man keine Schlankheitskur beginnen, denn das sind die Tage, bei denen man schon beim Betrachten der Sahnetorte dicker wird.

- Entschlacken, Entgiften und Nerven stärken – Ihr nächstes Motto des Tages. Auf dem Speiseplan stehen Äpfel, Orangen (entschlackendes Pektin) und pro Mahlzeit fünf Walnüsse (nervenstärkende B-Vitamine, intensiv kauen). Wählen Sie verschiedene Äpfel, so kommt keine Langeweile auf. Ein Anti-Hunger-Trick: Bratäpfel mit Rosmarin essen.

- Bescheren Sie Ihren Pölsterchen „sonnige Zeiten“ – auf der Sonnenbank. Die Wirkung auf die Schlankheit ist indirekt und erfolgt über die Anregung der Lebensgeister. Mit der Sonne tanken Sie neue Motivation, die leichte Hauttönung vermittelt ein attraktives und vitales Lebensgefühl.

- Ein Fettverbrennungstipp aus der Kinesiologie: Machen Sie vor jeder Mahlzeit die so genannte Nilpferd-Übung: Mit leicht gebeugten Knien und geradem Rücken (Becken leicht nach vorne kippen, damit kein Hohlkreuz entsteht) hinstellen und die Arme mindestens dreißigmal im Wechsel vor- und zurückschwingen. Das Becken soll sich dabei leicht mitdrehen.

Individuelle Kosmetik mit Ringelblume und Rosmarin selbst herstellen

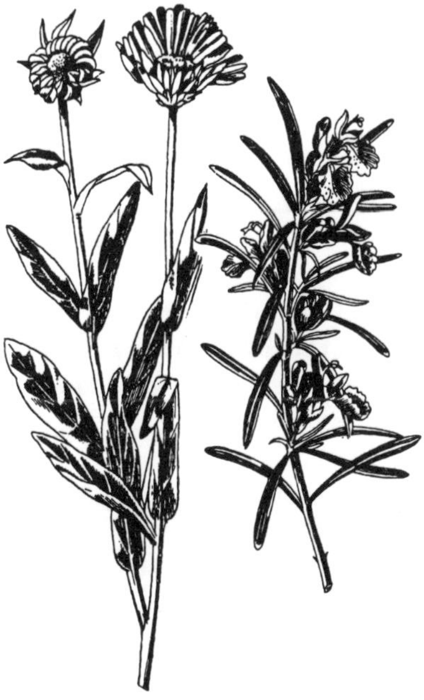

Sehr empfindliche, wunde, strapazierte, anspruchsvolle, gerötete oder vernarbte Haut findet in Ringelblumenkosmetik ihre ideale Pflege. Durch ihre intensiv regenerative, zellanregende und zellerneuernde Wirkung bietet die Ringelblume bei vielen Hautproblemen rasche Hilfe. Daneben profitiert auch die normale und problemlose Haut von der täglichen Pflege mit Ringelblumenkosmetik. Gefördert wird die Widerstandskraft der Haut, das Hautbild wird verfeinert. Wenn es darum geht, infekterkrankte (z.B. Pilze, Flechten), unreine oder müde, erschlaffte und zu Fältchen neigende Haut zu pflegen und zu verjüngen, können Sie zur Rosmarinkosmetik greifen. Durch die antibakteriellen und fungiziden Inhaltsstoffe des Rosmarins wird Hautinfektionen vorgebeugt bzw. die Ausdehnung vorhandener Stellen verhindert. Auf Grund der angeregten Durchblutung verbessert sich der Abtransport von Hautschlacken. Die Haut wirkt deutlich frischer und rosiger, Fältchen sind gemildert. Je nach Hautproblem oder Hautbedürfnis kann eine reine Ringelblumen- oder Rosmarinkosmetik angezeigt sein. Beide Pflanzen können aber auch sehr gut miteinander kombiniert werden, z.B. durchblutungsfördernde Rosmarinkosmetik für den Tag und regenerierende Ringelblumenkosmetik für die Nacht. Ringelblumen- oder Rosmarinöl als Basis für viele kosmetische Produkte können Sie leicht selbst herstellen. Tipps dazu finden Sie in den Kapiteln „Ringelblumenöl selbst herstellen“, ab Seite 16, sowie „Power im Rosmarinöl“, ab Seite 28. Die sehr gute Hautverträglichkeit selbst hergestellter Produkte liegt nicht zuletzt auch darin, dass sie frei von künstlichen Konservierungsstoffen sind. Deshalb sollten sie auch innerhalb von zwei bis drei Wochen aufgebraucht werden.

ABC der Kosmetikinhaltsstoffe

Hier können Sie die Inhaltsstoffe der verschiedenen Kosmetikrezepte näher kennen lernen. Zu beziehen sind die Substanzen in Drogerien, Apotheken, Reformhäusern, Bio- und Naturwarenläden, über Naturwarenversandhäuser.

Algenöl: aus Braunalgen gewonnener und in Öl (z.B. Sojaöl) gelöster Extrakt. Enthalten sind Aminosäuren, Vitamine, Mineralstoffe und Spurenelemente, die eine hautfunktionsanregende Wirkung besitzen. Algenöl fördert den Fett- und Wasserabbau in den Zellen, es wirkt feuchtigkeitsspendend, straffend, glättend und adstringierend.

Aloe Vera: aus der Wüstenpflanze Aloe Vera gewonnener Blattsaft bzw. Pflanzenschleim. Reich an aktiven Inhaltsstoffen wie Enzymen, Proteinen, Vitaminen und Mineralstoffen. Wirkt feuchtigkeitsspendend, hautaktivierend, klärend, gewebestärkend und hautverfeinernd. Bei den hier genannten Kosmetikrezepten wurde „Aloe Vera 10% Konzentrat“ eingesetzt.

Ätherische Öle: aus Pflanzenteilen wie Blättern, Blüten, Früchten, Rinden, Wurzeln usw. gewonnene, nicht fette Öle. Sie besitzen ganz unterschiedliche Wirkungen von beruhigend bis anregend. Beachten Sie bitte beim Kauf der ätherischen Öle, dass es sich um 100% naturreine Ware handelt. Manches ätherische Öl, wie z.B. Rosenöl oder Kamillenöl, ist leider nicht ganz billig. Aber die Investition lohnt sich. Mit einem winzigen Tropfen erzielen Sie ein wunderbar duftend-pflegendes kosmetisches Produkt.

Betain: waschaktive Substanz zur Einarbeitung in Duschmittel, Seifen, Shampoos usw.

Bienenwachs: Stoffwechselprodukt der Bienen, die damit die Waben zur Honigspeicherung bauen. Dient in der Kosmetik als Konsistenzgeber und besitzt leicht emulgierenden Effekt. In natürlich gelber Farbe oder weiß gebleicht, meist klein geraspelt, erhältlich. Produkte aus der Apotheke sind auf Schadstoffrückstände geprüft. Darauf sollten Sie stets achten.

Carotinöl: hautschützendes Öl, das reich an Provitamin A ist. Fördert den Aufbau und die Vitalität der oberen Hautschichten und regt die Zellregeneration bei Wunden, Infektionen, Akne, sonnenstrapazierter und schuppiger Haut an. Carotinöl färbt kosmetische Produkte gelb bis orange.

Cremaba HT: fertig erhältliche parfumfreie Cremegrundlage (Naturkosmetik-Läden), die individuell mit Vitaminen, ätherischen Ölen oder anderen Zutaten zusammengestellt werden kann. Ergibt eine leichte, schnell einziehende Creme, die keinen Fettglanz hinterlässt. Ein idealer Einstieg in die Herstellung persönlicher Kosmetik.

Eucerin: Markenname für ein Gemisch aus Wollwachs und Vaseline, das sehr gute Hautverträglichkeit aufweist und als Cremebasisstoff zum praktischen und schnellen Kaltanrühren geeignet ist.

Facetensid: hautverträgliche waschaktive Substanz, die in Dusch- und Haarwaschmittel eingearbeitet werden kann.

Fluidlecithin CM: aus Sojalecithin gewonnene sirupartige, honigbraune und nussig riechende Substanz. In der Kosmetik wird sie als Emulgator verwendet und ergibt weiche, eher gelartige Produkte. Kosmetik mit Fluidlecithin ist gut hautverträglich, zieht leicht ein und fördert ein glattes, weiches Hautgefühl.

Gelbildner: pulveriges weißes Verdickungsmittel (Polyacrylat), das im Handel als Gelbildner P 73 oder P 430 angeboten wird. Weist eine gute Hautverträglichkeit auf, löst sich in kalten Kosmetikzutaten sehr gut und ergibt ein rasch einziehendes Produkt. Sehr einfache Anwendung, daher guter Einstieg in die Selbstherstellung von Kosmetik.

Grapefruitkern-Grüntee-Extrakt: aus den Kernen der Grapefruit und aus den Blättern von Grüntee gewonnen (Apotheke). Besitzt stark wachstumshemmende Wirkung auf alle Bakterien, Viren und Pilze. Grüntee-Extrakt fördert die Elastizität und Regeneration der Haut. Auf Grund dieser Eigenschaften trägt das Extraktprodukt zur besseren Haltbarkeit der selbst hergestellten Kosmetik bei. (Die hier beschriebenen Produkte sollten in etwa zwei bis drei Wochen aufgebraucht werden.) Sie können auch reinen Grapefruitkernextrakt verwenden.

Hamameliswasser: durch Wasserdampfdestillation aus Rinden und Blättern des Hamamelisbaumes gewonnen. Wirkt adstringierend (zusammenziehend), hautstärkend, entspannend und eignet sich gut für die Pflege der großporigen, fetten und zu Unreinheiten neigenden Haut.

Kakaobutter: hellgelbes, aus der Kakaobohne gewonnenes, nach Schokolade duftendes Fett. Wird als nährender, pflegender Konsistenzgeber in Kosmetik für trockene, strapazierte Haut eingesetzt.

Kieselerde: aus Kieselalgen gewonnenes weißes Pulver, das innerlich wie äußerlich verwendet werden kann. In der Kosmetik, z.B. in Masken, fördert es die Elastizität und die Widerstandsfähigkeit der Haut.

Nuratin P: Proteinversorgung für das Haar, die einen schützenden Film auf Haut und Haar legt und so „fliegende“ Haare und Spannungsgefühle auf der Kopfhaut reduziert.

Orangenblütenwasser: durch Wasserdampfdestillation gewonnenes Blütenwasser mit erfrischender, klärender Eigenschaft. Es beruhigt nervöse Haut, beruhigt übermäßige Talgabsonderung, glättet angespannte Gesichtszüge und mildert Fältchen.

Rosenwasser: durch Wasserdampfdestillation aus Rosenblüten gewonnen. Wirkt ebenso belebend wie harmonisierend auf alle Hauttypen. Es stärkt deren Abwehrfähigkeit, beruhigt nervöse Hautzonen, verfeinert die Poren und hält die Haut geschmeidig.

Seidenproteine: Eiweißstoffe, die einen feuchtigkeitsspendenden, filmbildenden und schützend-regenerativen Effekt auf das Haar besitzen. Auch raue Haut und Fingernägel profitieren von der glättenden Wirkung.

Sheabutter: wird zur Herstellung der so genannten Fettphase von Kosmetika verwendet und stellt den Konsistenzgeber der Creme dar. Wertvolle Inhaltsstoffe der Nussbutter sind z.B. Allantoin, Vitamine. Sheabutter-Produkte weisen eine weiche, sahnige und leichte Konsistenz auf. Sie sind gut verteilbar und hinterlassen ein glattes, angenehmes Hautgefühl.

Tegomuls 90 S: Markenname für ein Glyceryl-Stearat pflanzlichen und tierischen Ursprungs, das in der Naturkosmetik als Emulgator dient. Tegomuls-Produkte haben eine leichte Konsistenz, ziehen rasch ein und hinterlassen ein angenehmes Hautschutzgefühl, ohne Fettglanz zu verursachen.

Vitamine: D-Panthenol, ein Vitamin, das zur Gruppe der B-Vitamine gehört, fördert das Feuchthaltevermögen der Haut, regt die Zellneubildung an und fördert die Bildung von Hautpigmenten.

Vitamin E schützt die Haut vor freien Radikalen (umweltgeschädigte Sauerstoffmoleküle), denen wir ständig ausgesetzt sind. Es pflegt insbesondere die trockene, schuppige Haut.

Tipps zur Kosmetikherstellung

Bei der Herstellung von Frischkosmetik steht eines absolut im Vordergrund: Hygiene. Reinigen Sie deshalb Arbeitsflächen sowie die diversen Herstellungsutensilien immer gründlich, um alles so keimfrei wie möglich zu halten. Bereits verwendete Tiegel und Flaschen müssen sorgfältig gereinigt werden. So vermeiden Sie, dass sich in Ritzen, Einbuchtungen, Rillen und im Deckel Bakterien ansiedeln, die eine frühe Schimmelbildung in der Kosmetik verursachen können. Verwenden Sie zur Reinigung des Zubehörs eigens dafür bestimmte Tücher und Bürstchen. Empfehlenswert ist eine abschließende Desinfektion mit Alkohol oder mit einer Lösung aus Grapefruitkernextrakt – ca. 30 bis 40 Tropfen je Liter Wasser. Nach sorgfältigem Trocknen des Gefäßes mit einem fusselfreien Papiertuch kann der Tiegel wieder gefüllt werden.

Grundausstattung zur Kosmetikherstellung

Kosmetik selbst herzustellen macht Spaß und ist einfacher, als es für Neulinge im ersten Moment klingen mag. Wenn Sie Feuer gefangen haben, lohnt sich auch die Ausstattung. Sie benötigen:

- 1 Brief- oder Digitalwaage
- Zur Aufbewahrung der Fettphasen ein Plastik- oder Glasgefäß mit Deckel und ca. 150 g Fassungsvermögen
- 1 Bechergefäß zum Schütteln oder Rühren der Crememasse
- 2 feuerfeste Gläser mit Messskalen
- 2 Plastikbecher mit Messskalen in unterschiedlicher Größe
- 2 Glasrührstäbe
- 1 Thermometer
- Verschiedene Glas- oder Plastiktiegel zum Aufbewahren der fertigen Produkte

Zart- und Frischepflege mit Ringelblume und Rosmarin

Reinigung und Erfrischung

Ringelblumenseife

1 parfumfreie Babyseife
150 g gelbes Bienenwachs
20 ml Ringelblumenöl
2 TL Ringelblumenextrakt
50 ml destilliertes Wasser
3 Tropfen ätherisches Honigöl
3 Tropfen ätherisches Mandarinenöl

Die Seife in kleine Stücke schneiden und zusammen mit dem Bienenwachs im feuerfesten Glas bei kleiner Hitze einschmelzen. Destilliertes Wasser erhitzen, ebenso im separaten Glas Ringelblumenöl und Ringelblumenextrakt. Beide Zutaten unter die Bienenwachs-Seifenmasse rühren und tropfenweise die ätherischen Öle dazugeben.

Pflegetipp: Trockene, raue und rissige Haut wird mit dieser Seife nicht nur sauber, sondern auch intensiv gepflegt.

Pflegedusche

Für jeden Hauttyp, auch für sehr trockene Haut

150 ml destilliertes Wasser
30 ml Rewoderm
je 60 ml Facetensid und Betain
10 ml Fluidlecithin
25 Tropfen Carotinöl
10 Tropfen Seidenproteine
1 TL Ringelblumenextrakt
je 8 Tropfen ätherisches Rosmarinöl und Grapefruitöl
5 Tropfen Grapefruitkern-Grüntee-Extrakt

Erhitzen Sie das destillierte Wasser und rühren nacheinander Rewoderm, Facetensid, Betain und Fluidlecithin und schließlich Carotinöl, Seidenproteine, Extrakte und ätherische Öle ein. Nach dem Erkalten in ein Pumpgefäß umfüllen.

Pflegetipp: Dieses Duschmittel fördert die Zartheit der Haut, stabilisiert ihren Feuchtigkeitshaushalt und ihre Elastizität. Wenn Sie sehr trockene Haut haben, können Sie noch ca. 15 ml Ringelblumenöl zugeben. Sie erzielen dadurch einen rückfettenden Effekt. Das Duschmittel wird dann etwas dicker.

Ringelblumen-Gesichts- und Körperpeeling

für jeden Hauttyp

2 – 4 EL Naturjogurt
2 – 4 EL geriebene Mandeln
1 TL Ringelblumenextrakt

Mischen Sie Naturjogurt, Mandeln und Ringelblumenextrakt zu einem Peelingbrei. Tragen Sie den Brei großzügig auf Gesicht und Körper auf und massieren Sie die Haut einige Minuten. Danach mit warmem Wasser abduschen. Die Milchsäure bewirkt neben der Tiefenreinigung das Ablösen alter Hautschüppchen.

Pflegetipp: Durch den Rubbeleffekt des ölhaltigen Nussmehls verspüren Sie einen ganzheitlich vitalisierenden Effekt. Zugleich wird die Haut mit pflegendem Milch- und Nussfett versorgt. Der Ringelblumenextrakt fördert die Erneuerung der Haut und pflegt empfindliche Hautbereiche. Eine wunderbar glatte und weiche Haut ist das Resultat dieses Peelings.

Soft-Reinigungsmilch

für jeden Hauttyp

120 ml destilliertes Wasser
20 ml Ringelblumenöl
6 g Tegomuls
8 g Kakaobutter
10 Tropfen ätherisches Rosmarinöl
3 Tropfen Orangenblütenöl
8 Tropfen Grapefruitkern-Grüntee-Extrakt

Schmelzen Sie Ringelblumenöl, Kakaobutter und Tegomulspulver in einem feuerfesten Glasgefäß auf ca. 60° C. Wenn Kakaobutter und Tegomuls sich gelöst haben, gießen sie das nun klare Ölgemisch in einen Schüttelbecher. Erhitzen Sie das destillierte Wasser in einem separaten Glas auf ca. 70° C und rühren Sie es zusammen mit den ätherischen Ölen und Extrakten in das Ölgemisch. Schütteln Sie die Masse in einem verschließbaren Bechergefäß kurz auf und füllen Sie sie nach dem Erkalten in eine Kosmetikflasche um.

Pflegetipp: Diese leichte Reinigungsmilch hinterlässt ein fettfreies, aber gut durchfeuchtetes, rosiges und glattes Hautbild.

Augen-Make-up-Entferner

20 ml Ringelblumenöl
(gut: auf der Basis von
Avocadoöl oder Olivenöl)
10 Tropfen Aloe Vera 10-fach
Konzentrat

Geben Sie das Aloe-Vera-Konzentrat zusammen mit dem Öl in ein kleines Fläschchen. Schütteln Sie es vor jeder Anwendung kurz auf.

Pflegetipp: Das Make-up löst sich sehr gut mit diesem Öl und die empfindliche Lidhaut erhält optimale Fett- und Feuchtigkeitspflege.

Gesichts- und Erfrischungswässer

„Duftes" Gesichtswasser
für jeden Hauttyp, auch mit kleinen Wundbereichen und Trockenheit

50 ml destilliertes Wasser
10 Tropfen Ringelblumentinktur
je 5 Tropfen Ringelblumenextrakt,
Seidenproteine und Aloe Vera
10-fach Konzentrat
5 Tropfen ätherisches Grapefruitöl
2 Tropfen Ylang-Ylang
4 Tropfen Grapefruitkern-
Grüntee-Extrakt

Mischen Sie alle Zutaten und füllen Sie das Gesichtswasser in ein verschließbares Fläschchen um. Vor jedem Gebrauch kurz aufschütteln.

Pflegetipp: Dieses Gesichtswasser hüllt die Haut mit einem angenehmen Feuchtigkeitsschleier ein und fördert ihre Weichheit und Zartheit.

Hautfit-Gesichtswasser
für müde, schlecht durchblutete Haut

50 ml Orangenblütenwasser
je 5 Tropfen Rosmarintinktur,
Vitamin E und Aloe Vera
10-fach Konzentrat
je 3 Tropfen ätherisches
Rosmarinöl und Grapefruitkern-
Grüntee-Extrakt

Alle Zutaten mischen und in eine verschließbare Glasflasche umfüllen.

Pflegetipp: Dieses Gesichtswasser muntert müde Haut auf und fördert ein rosiges Hautbild. Daneben können Sie das Gesichtswasser zum häufigen Abtupfen von Hautunreinheiten verwenden.

Ungarisches Königinnenwasser
für „ewige Jugend"

2 EL Rosmarinblüten
1/2 EL Pfefferminzblätter
100 ml 70 – 90%iger Alkohol
100 ml Rosenwasser
5 Tropfen ätherisches Rosmarinöl

Übergießen Sie die Rosmarinblüten und die Pfefferminzblätter mit dem Alkohol und verschließen Sie das Gefäß. Der Ansatz sollte nun mindestens 4 Wochen ruhen. Danach die Pflanzenreste mehrfach abfiltern, so dass keine Rückstände mehr im Alkohol sind. Dann das ätherische Rosmarinöl und das Rosenwasser zugeben und die Flasche verschlossen aufbewahren.

Pflegetipp: Wenden Sie dieses Gesichtswasser wegen seines hohen Alkoholgehalts verdünnt an. Dazu den Wattepad mit etwas Wasser anfeuchten und einige Tropfen Königinnenwasser aufträufeln. Wirkt erfrischend, hautklärend, durchblutungsfördernd und porenverengend. Mit diesem historisch bewährten Gesichtswasser soll die ungarische Königin Isabella wieder so jung geworden sein, dass der König von Ungarn um ihre Hand anhielt.

Gesichts- und Körpersplash

für strapazierte empfindliche Haut nach dem Duschen

100 ml abgekühlter Ringelblumentee
1 TL Ringelblumenextrakt
1 TL Ringelblumentinktur
10 Tropfen Aloe Vera
10-fach Konzentrat
je 2 Tropfen ätherisches
Kamillenöl und Jasminöl

Geben Sie alle Zutaten zusammen und füllen Sie die Flüssigkeit in eine Flasche mit Zerstäuber (für den Kosmetikbedarf erhältlich, z.B. in Naturkosmetik-Läden), zur Not können Sie auch eine Blumenspritze verwenden.

Pflegetipp: Trocknen Sie sich nach dem Duschen nur leicht ab. Sprühen Sie dann den Ringelblumensplash auf die Gesichts- und Körperhaut auf und lassen Sie die Haut an der Luft trocknen. Bei sehr trockener Haut können Sie noch 2 TL Ringelblumenöl hinzugeben, müssen dann während des Sprühens aber immer wieder kurz aufschütteln.

Body-Vitalsplash

Gegen Müdigkeit und Antriebsschwäche

100 ml abgekühlter Rosmarintee
je 10 Tropfen ätherisches
Rosmarinöl und Aloe Vera
10-fach Konzentrat
3 Tropfen ätherisches Grapefruitöl

Alle Zutaten zusammengeben und den Bodysplash in eine Flasche mit Zerstäuber umfüllen.

Pflegetipp: Trocknen Sie sich nach dem Duschen nur leicht ab. Sprühen Sie dann den Rosmarinsplash auf die Gesichts- und Körperhaut auf und lassen Sie die Haut an der Luft trocknen. Besonders bei hochsommerlichen Temperaturen ein duftendes Frischeerlebnis.

Tages- und Feuchtigkeitspflege

Vitalisierende Rosmarin-Tagescreme
für jeden Hauttyp

20 ml Ringelblumenöl
6 g Tegomuls
5 g Sheabutter
70 ml Orangenblütenwasser
4 Tropfen ätherisches Rosmarinöl
2 Tropfen Rosmarin-Blütenessenz
4 Tropfen Grapefruitkern- Grüntee-extrakt

Schmelzen Sie Ringelblumenöl, Tegomuls und Sheabutter in einem Glasgefäß auf 60⁰ C ein und geben Sie die Fettmischung in einen Schüttelbecher. Erhitzen Sie das destillierte Wasser auf 70⁰ C und rühren es zusammen mit den restlichen Zutaten in das Öl. Alles zusammen kurz aufschütteln und nach dem Erkalten die Creme in einen Tiegel umfüllen.

Pflegetipp: Die leichte, rasch einziehende Creme pflegt nicht nur die Haut, sondern weckt auch den Geist. Dafür sorgt der Zusatz von Rosmarinblütenessenz, die die Konzentration fördert.

Feuchtigkeitscreme
für fettig-unreine Haut

15 ml Ringelblumenöl
6 g Tegomuls
5 g Sheabutter
70 g destilliertes Wasser
8 Tropfen Aloe Vera
10-fach Konzentrat
5 Tropfen Ringelblumentinktur
je 3 Tropfen ätherisches Rosmarinöl und Zitronenöl
4 Tropfen Grapefruitkern-Grüntee-Extrakt

Ringelblumenöl, Tegomuls und Sheabutter in einem Glasgefäß auf 60⁰ C erhitzen und das klare Ölgemisch in einen Schüttelbecher geben. Dann das destillierte Wasser auf 70⁰ C erhitzen und in das Öl einrühren. Die ätherischen Öle und den Extrakt zugeben, alles zusammen kurz aufschütteln und nach dem Erkalten in einen Cremetiegel umfüllen.

Pflegetipp: Diese sehr leichte Creme überlädt die fettige Haut nicht und wirkt durch den antibakteriellen Einfluss der ätherischen Öle Unreinheiten entgegen.

„Schnelle" Tagescreme
für strapazierte Haut

25 ml Cremaba (aus dem Naturkosmetik-Laden)
10 Tropfen Ringelblumenextrakt
5 Tropfen Ringelblumentinktur
5 Tropfen ätherisches Grapefruitöl

Diese Creme können Sie kalt anrühren und dazu die fertig erhältliche Cremebasis „Cremaba“ verwenden. Sie rühren nur noch den Extrakt und die ätherischen Öle ein.

Pflegetipp: Die duftende Creme zieht rasch in die Haut ein, verfeinert die Poren und hinterlässt ein angenehmes Frischegefühl.

Pflegegel

für Gesicht und Seele

30 ml Rosenblütenwasser
15 ml Ringelblumenöl
5 Tropfen Aloe Vera 10-fach Konzentrat
je 2 Tropfen Ringelblumen-Blütenessenz und Rosmarin-Blütenessenz
4 Tropfen Grapefruitkern-Grüntee-Extrakt
1 Msp. Gelbildner

Geben Sie die flüssigen kalten Zutaten zusammen in einen Schüttelbecher und rühren Sie das Gelbildnerpulver mit dem Glasstab ein. Dann den Becher verschließen und 1 – 2 Minuten schütteln. Das Pulver löst sich rasch und Sie haben ein gebrauchsfertiges Gel, das sich ca. 2 Wochen hält.

Pflegetipp: Dieses Gel bietet neben intensiver Hautpflege auch Seelenpflege, die Blockaden löst und zu innerer Stabilität und Konzentrationsfähigkeit führt.

Frischegel

Für schlecht durchblutete, verschlackte Haut

30 ml destilliertes Wasser
15 ml Rosmarinöl
je 3 Tropfen ätherisches Rosmarinöl und Geranienöl
8 Tropfen Aloe-Vera-Gel 10-fach Konzentrat
5 Tropfen Vitamin E
4 Tropfen Grapefruitkern-Grüntee-Extrakt
1 Msp. Gelbildner

Geben Sie alle (kalten) Zutaten in einen verschließbaren Becher, und rühren Sie den Gelbilder ein. Dann kräftig aufschütteln und das eingedickte Gel in einen Kosmetiktiegel umfüllen.

Pflegetipp: Dieses herb-frisch duftende Gel bringt im Nu neue Frische in ein fahles, müdes Gesicht. Es wirkt Verschlackungen, unreinen Hautbereichen und Wasseransammlung entgegen.

Nacht- und Regenerationscremes

Blockadenlösende Nachtcreme

für anspruchsvolle, strapazierte Haut sowie bei seelischen Blockadegefühlen

20 ml Ringelblumenöl
20 g Eucerin
20 ml destilliertes Wasser
5 Tropfen Ringelblumenextrakt
10 Tropfen Aloe Vera 10-fach Konzentrat
5 Tropfen Vitamin E
1 Tropfen ätherisches Jasminöl
3 Tropfen ätherisches Zitronenöl
4 Tropfen Grapefruitkern-Grüntee-Extrakt
4 Tropfen Ringelblumen-Blütenessenz

Geben Sie das Eucerin und das Ringelblumenöl in ein Glasgefäß und rühren Sie sie unter Wärmezugabe glatt. Die restlichen Zutaten (bis auf die Ringelblumen-Blütenessenz) ebenfalls zusammen leicht erwärmen und unter ständigem Rühren zu dem Eucerin-Ölgemisch geben. Am Schluss die Blütenessenz einrühren.

Pflegetipp: Diese etwas festere Creme eignet sich für eine entspannende Gesichtsmassage. Dabei lockern sich nicht nur die Gesichtszüge, auch seelische Spannungen können sich – gefördert von der Ringelblumen-Blütenessenz – lösen.

Gehaltvolle Soft-Nachtcreme

Für jeden Hauttyp, auch bei rauen Stellen

20 ml Ringelblumenöl (gut: auf Avocadoölbasis)
6 g Tegomuls
5 g Kakaobutter
50 ml destilliertes Wasser
10 Tropfen Ringelblumenextrakt
je 8 Tropfen Seidenproteine und Vitamin E
5 Tropfen Grapefruitkern-Grüntee-Extrakt
5 Tropfen ätherisches Mandarinenöl

Schmelzen Sie Ringelblumenöl, Tegomuls und Kakaobutter ein. Sobald die Zutaten sich im Öl aufgelöst haben und es eine Temperatur von 60 ^{0} C hat, können Sie es in einen Schüttelbecher gießen. Zwischenzeitlich das destillierte Wasser auf 70 ^{0} C erhitzen und in das Öl einrühren. Schließlich die Extrakte und ätherisches Öl zugeben und alles zusammen im Becher aufschütteln. Nach dem Erkalten in einen Tiegel umfüllen.

Pflegetipp: Diese Creme bietet viele regenerativ wirkende Inhaltsstoffe, ohne die Haut zu überladen. Sie zieht rasch ein, balanciert Über- oder Unterfunktionen aus und macht die Haut zart und frisch.

Hautberuhigendes Feuchtigkeitsgel
für jeden Hauttyp, auch bei Rötungen, Fleckenbildung und trockenen Stellen

30 ml destilliertes Wasser
15 ml Ringelblumenöl
(gut: auf Sesamölbasis)
10 Tropfen Ringelblumenextrakt
je 5 Tropfen Aloe-Vera-Tinktur
10-fach Konzentrat und Vitamin B
je 2 Tropfen ätherisches
Rosenholzöl und Lavendelöl
4 Tropfen Grapefruitkern-
Grüntee-Extrakt
1 Msp. Gelbildner

Geben Sie alle kalten Zutaten zusammen mit dem Gelbildner in einen verschließbaren Schüttelbecher und rühren Sie die Flüssigkeit kurz an. Danach im Becher aufschütteln, bis das Gel eindickt, und in einen Tiegel umfüllen.

Pflegetipp: Bei diesem Gel atmet die Haut förmlich auf und tankt über Nacht neue Kraft. Bis zum nächsten Morgen sind kleine Fältchen „ausgebügelt“, trockene Stellen geglättet und Rötungen beruhigt.

Körperpflege für Haut und Sinne

Soft-Körpermilch
anregend für jeden Hauttyp

120 ml Orangenblütenwasser
6 g Tegomuls
5 g Sheabutter
20 ml Rosmarinöl
je 5 Tropfen ätherisches
Rosmarinöl, Zitronenöl und
Grapefruitkern-Grüntee-Extrakt

Schmelzen Sie Rosmarinöl, Sheabutter und Tegomuls zusammen ein und erwärmen das Gemisch auf 60^{0} C. Danach in einen Schüttelbecher umfüllen. Zwischenzeitlich das Orangenblütenwasser in einem separaten Glasgefäß auf 70^{0} C erhitzen und zusammen mit den ätherischen Ölen in das Ölgemisch rühren und die Masse aufschütteln, bis sie andickt. Nach dem Erkalten in eine Kosmetikflasche umfüllen.

Pflegetipp: Diese Körpermilch wird dem Wunsch nach anhaltender Frische, Duft und Pflege gerecht. Sie hinterlässt ein angenehmes angeregtes Hautgefühl.

Leichtes Körpergel

Für trockene strapazierte und sonnenbeanspruchte Haut

100 ml destilliertes Wasser
1 TL Ringelblumenextrakt
15 Tropfen AloeVera 10-fach Konzentrat
20 – 30 ml Ringelblumenöl (gut: auf Sesamölbasis)
je 5 Tropfen Vitamin E und Vitamin B-Komplex
je 3 Tropfen ätherisches Rosmarinöl, Lavendelöl und Geranienöl
5 Tropfen Grapefruitkern-Grüntee-Extrakt
1 – 2 TL Gelbildner

Rühren Sie alle Zutaten zusammen und schütteln Sie die Flüssigkeit in einem Bechergefäß auf, bis sie andickt. (Wenn Sie ein eher flüssiges Gel wünschen, nehmen Sie nur 1 gestrichenen TL Gelbildner.) In einen Tiegel oder eine Flasche mit Pumpverschluss umfüllen.

Pflegetipp: Dieses leichte Gel zieht sehr rasch ein und befreit die Haut von allen Spannungsgefühlen.

Muskelentspannendes Massageöl (1 Portion)

zur ganzheitlichen Entspannung und für neue Vitalität

4 EL Ringelblumenöl
6 Tropfen ätherisches Rosmarinöl
je 2 Tropfen ätherisches Zitronen- und Lavendelöl

Verrühren Sie die ätherischen Öle mit dem Pflegeöl, und schon ist Ihr Massageöl einsatzbereit.

Pflegetipp: Besonders bei Verspannungen ist es sehr angenehm, wenn das Massageöl erwärmt (heißes Wasserbad) ist. Die Muskulatur lockert sich dadurch schneller, die Ölzusammensetzung leistet ein Übriges.

Cellulite- und Hautstraffungsgel

160 ml destilliertes Wasser
40 ml Ringelblumenöl
10 ml Algenöl
15 Tropfen ätherisches Rosmarinöl
8 Tropfen Grapefruitkern-Grüntee-Extrakt
1 -- 2 TL Gelbildner

Geben Sie die flüssigen Zutaten in einen Schüttelbecher und rühren das Gelbildnerpulver mit einem Glasstab ein. Dann den Becher schließen, alles zusammen kräftig aufschütteln und das Gel – je nach gewünschter Festigkeit – in eine Flasche oder Tiegel umfüllen.

Pflegetipp: Tragen Sie das Gel großzügig auf die Problemzonen auf und massieren Sie es mit einer Noppenbürste ein. Das regt die Durchblutung der Haut kräftig an und nach einigen Anwendungen können Sie sich über ein strafferes Hautbild freuen.

Fußpeeling

2 EL Naturjogurt
3 EL geriebene Mandeln
2 TL Ringelblumenöl
8 Tropfen ätherisches Rosmarinöl

Mischen Sie alle Zutaten zu einem dicken Peelingbrei. Tragen Sie auf jeden Fuß eine Portion auf und massieren Sie Füße und vor allen Dingen die Hornhautbereiche einige Minuten damit. Danach mit lauwarmem Wasser abspülen und mit einer Feuchtigkeitscreme behandeln.

Pflegetipp: Mit diesem Fußpeeling gehören raue Haut und Hornhaut an den Füßen bald der Vergangenheit an. Bei regelmäßiger Anwendung ein- bis zweimal pro Woche wird die Hornhautraspel meist überflüssig. Diese Peelingcreme fördert weiche Haut auf sanfte Weise. Daneben wird die Durchblutung der Füße angeregt und Sie fühlen sich im wahrsten Sinn des Wortes „fit bis in die Fußspitzen“.

Zartpflege für Hornhaut, Nagelhaut und Nägel

50 ml Ringelblumenöl
je 8 Tropfen Ringelblumenextrakt
und Ringelblumentinktur
und Aloe Vera 10% Konzentrat
je 3 Tropfen Seidenproteine
und Vitamin E
5 Tropfen ätherisches Grapefruitöl

Mischen Sie alle Zutaten und füllen Sie das Nagel- und Nagelhautöl in ein kleines Fläschchen. Vor dem Auftragen immer nochmals kurz aufschütteln.

Pflegetipp: Massieren Sie dieses reichhaltige Öl auf den Hornhautbereichen, z.B. am Fußballen und an den Fersen, ein. Ebenso mit einer kleinen Zahnbürste (Softbürstkopf) entlang den Nagelrändern. Wuchernde Nagelhaut lässt sich nach kurzer Behandlung leicht zurückschieben, harte Nagelhautbereiche werden wieder weich bzw. lassen sich leicht entfernen. Den Rest des Öls einfach mit dem Fingerspitzen in die Nägel einmassieren. Nach kurzer Zeit ist das Öl eingezogen und hinterlässt einen seidigen Glanz (kein Fettglanz) auf den Nägeln.

Spezialpflege für Haare und Kopfhaut

Haarshampoo
für häufige Haarwäschen

100 ml Orangenblütenwasser
20 ml Rewoderm
30 ml Facetensid
30 ml Betain
1 TL Ringelblumenextrakt
15 Tropfen Seidenproteine
10 Tropfen Nuratin P
10 Tropfen D-Panthenol
10 Tropfen ätherisches Rosmarinöl
5 Tropfen ätherisches Geraniumöl
3 Tropfen ätherisches Zitronenöl

Erhitzen Sie in das Orangenblütenwasser und rühren Rewoderm, Facetensid und Betain nacheinander ein. Danach folgen die übrigen Zutaten und nach dem Erkalten kann das Shampoo in eine Flasche umgefüllt werden.

Pflegetipp: Feines, fliegendes Haar gewinnt durch dieses Shampoo gesunden Halt. Die pflegenden Inhaltsstoffe sorgen für glänzendes Haar und eine spannungsfreie Kopfhaut.

Vitamin-Öl-Packung
für glanzloses Haar und juckende Kopfhaut

1 - 2 EL Ringelblumenöl
1 TL Ringenblumenextrakt
1 Eigelb
1 TL Carotinöl
5 Tropfen D-Panthenol
5 Tropfen ätherisches Zitronenöl

Schlagen Sie das Eigelb auf und rühren alle anderen Zutaten ein.

Pflegetipp: Geben Sie die Ölpackung auf das trockene Haar (vor der Wäsche), massieren Sie sie einige Minuten ein und umwickeln dann den Kopf mit einer Plastikfolie. Durch die Wärmeentwicklung dringen die Glanz- und Pflegewirkstoffe dieser Packung gut in Haar und Kopfhaut ein. Nach 1 – 2 Stunden können Sie die Haare waschen. Das Haar fühlt sich danach kräftiger an, es glänzt intensiver und die Frisur bekommt mehr Halt.

Spitzen-Gel
für glanzloses Haar

20 ml Orangenblütenwasser
10 ml Rosmarinöl
(gut: auf Mandelöl-Basis)
5 Tropfen Seidenproteine
3 Tropfen Nuratin P
5 Tropfen ätherisches Rosmarinöl
3 Tropfen Zitronenöl
1 Prise Gelbildner

Mischen Sie alle Zutaten und geben eine kleine Prise Gelbildner hinzu. Dadurch erhält das Fluid eine leicht gelartige Konsistenz und kann besser verteilt werden.

Pflegetipp: Dieses ölhaltige Gel pflegt trockene, splissanfällige Haarspitzen. Es umhüllt den Haarschaft und macht das Haar widerstandsfähig gegen heiße Föhnluft, Wind und Sonne.

Rosmarin-Haarwasser
zur Kräftigung der Kopfhaut

100 ml abgekühlter Rosmarintee
1 TL Rosmarintinktur
1 TL Ringelblumenextrakt

Mischen Sie die Zutaten und massieren Sie damit täglich Ihre Kopfhaut etwa 10 Minuten.

Pflegetipp: Die Kopfhaut wird durch diese Mischung sowohl gepflegt als auch angeregt. Bei regelmäßiger Anwendung wird die Haarwurzel aktiviert und das Haar kann kräftiger nachwachsen. Auch Kopfhaut, die zu extremer Trockenheit, Schuppen und Spannungsgefühlen neigt, profitiert von diesem Haarwasser.

Pflege und Genuss in der Wanne

Blütenölbad
für trockene beanspruchte Haut

4 Hand voll frische oder getrocknete Ringelblumenblüten
4 EL Ringelblumenöl
3 TL Ringelblumentinktur
je 5 Tropfen ätherisches Ylang-Ylang-Öl und Vanilleöl

Mischen Sie alle Zutaten für das Badeöl und rühren Sie es in die bereits gefüllte Wanne. Streuen Sie die Blüten locker auf die Wasseroberfläche und genießen Sie Ihr Bad inmitten der Blüten.

Pflegetipp: Trockene, strapazierte und anspruchsvolle Haut kommt bei diesem Bad voll auf ihre Kosten. Weitere Anregung für Blütenbäder im Kapitel „Farblicht- und Blütentherapie mit Ringelblume und Rosmarin“.

Ringelblumen-Milchbad
für schuppige, müde und zu Fältchen neigende Haut

250 g Naturjogurt
3 EL Magermilchpulver
3 Hand voll in Öl eingelegte Blüten
1 EL Ringelblumenextrakt

Filtern Sie die in Öl eingelegten Blüten ab und geben Sie sie in die mit Wasser gefüllte Wanne. Rühren Sie dann Jogurt, Magermilchpulver und Ringelblumenextrakt ein.

Pflegetipp: Raue oder anderweitig aus dem Gleichgewicht geratene Haut wird nach diesem Bad fühlbar glatter und samtiger. Besonders gut zu testen an rauen Ellenbogen und schwieligen Füßen.

Gesunde Schlemmerküche mit Ringelblume und Rosmarin

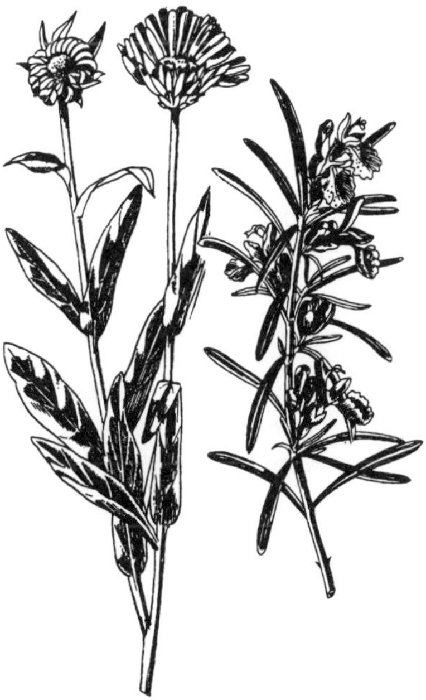

Diese Rezepte haben gleich mehrere Pluspunkte: Sie schmecken toll, sind unkompliziert, sparen Zeit und obendrein machen sie fit und gesund. Sowohl Rosmarin als auch Ringelblume unterstützen ganz nebenbei die Verdauung. Ihre aktivierend-reinigende Kraft bewirkt eine gute Vorbereitung der Verdauungsorgane und eine harmonische Aktivierung der dazu erforderlichen Verdauungssäfte. Sie werden feststellen, dass Rosmarin darüber hinaus ein Muntermacher ist. Eine Rosmarinmahlzeit macht nicht müde, sondern stärkt auf leichte Weise. Diese wohl tuende Wirkung behält der Rosmarin aber nur, wenn man ihn in Maßen anwendet. Etwa 3 – 4 TL können als gesamte Tagesmenge in Gerichten und Tee aufgeteilt werden. Wie bei vielen Heilkräutern bewirkt eine zu hohe Dosierung eher das Gegenteil: Kopfschmerzen, Unwohlsein, Schwindelgefühle können sich einstellen. Nach einer intensiven Rosmarin- bzw. Ringelblumenkur sollten Sie zwischendurch mehrere Tage pausieren oder den Verbrauch deutlich reduzieren. So verhindern Sie eine Gewöhnung und können immer wieder heilsame Impulse durch Rosmarin und Ringelblumen setzen.

Mengenangaben:
TL = Teelöffel, EL = Esslöffel
Msp. = Messerspitze, Pr. = Prise

Wenn nicht anders angegeben, sind die Rezepte für 4 Personen berechnet.

Blumig-fruchtiger Start in den Tag

Herb-würziger Rosmarinhonig

Der intensiv und würzig schmeckende Rosmarinhonig ist (allerdings selten) in manchen Natur- oder Feinkostläden erhältlich. Sie können ihn auch selbst herstellen:

3 EL frischer oder getrockneter Rosmarin
200 g Honig

Rühren Sie den Rosmarin in den Honig und lassen Sie die Masse etwa 2 Wochen lang reifen. Danach können Sie den Rosmarin abschöpfen und den Honig durch einen Sieb streichen. Die Rosmarinreste können Sie übrigens noch verwerten, z.B. als Aufstrich auf ein süßes Omelett oder als Kuchenzutat.

Fitnessplus: In diesem Honig steckt konzentrierte Energie. Er ist ideal für Geistesarbeiter, die mit ihm rasch neue Konzentration und Leistungskraft erlangen.

Ringelblumenhonig

Auch aus Ringelblumen können Sie Ihren eigenen Honig (sonst nicht erhältlich) herstellen.

3 EL frische oder getrocknete Ringelblumenblüten
200 g Honig

Die Blüten in ein verschließbares Glas füllen und den Honig darüber geben. Lassen Sie die Blüten etwa 2 Wochen lang darin ziehen und streichen Sie den Honig dann durch ein feines Sieb. Im Gegensatz zum Rosmarinhonig verändert sich der Geschmack durch die Ringelblume nicht sehr stark. Er bekommt einen leicht heuartigen Nachgeschmack.

Wellnessplus: Mit diesem Honig rühren Sie einen Löffel Gesundheit in Ihren Tee. Ferner enthält er viele hautverwöhnende Inhaltsstoffe, die Sie Ihrer Haut mit einer Ringelblumenhonig-Maske zuführen können.

Rosmarin-Johannisbeerjogurt

3 EL frische schwarze Johannisbeeren
etwas Vanillemark
Honig oder Süßstoff nach Geschmack
1 Pr. Rosmarin
150 – 250 g Naturjogurt

Die Johannisbeeren leicht andrücken und Fruchtstücke und Fruchtsaft mit Vanillemark und ggf. Honig mischen. Reiben Sie den Rosmarin zwischen den Fingerspitzen klein und geben alles zusammen unter den Jogurt.

Gesundheitsplus: Dieser Jogurt enthält durch die schwarzen Johannisbeeren sehr viel Vitamin C. Zusammen mit dem vitalisierenden Rosmarin ein gesunder Start in den Tag oder auch für zwischendurch.

Rosmarin-Ananas-Jogurt

1 – 2 Scheiben frische Ananas
1 TL Pina Colada Fruchtmark (Reformhaus)
Honig oder Süßstoff nach Geschmack
150 – 250 g Naturjogurt
1 Pr. Rosmarin

Schneiden Sie die Ananas in kleine Stücke und rühren Sie sie zusammen mit dem Pina Colada Fruchtmark und dem Süßungsmittel in den Jogurt. Den Rosmarin zwischen den Fingerspitzen zerreiben und ebenfalls einrühren.

Gesundheitsplus: Die Enzyme der Ananas sorgen für einen aktivierten Fettstoffwechsel – ein Jogurt, um fit und schlank zu werden und zu bleiben.

Rosmarin-Bananen-Müsli

1 kleine Banane
1 – 2 TL Kokosmark
1 EL Knusperflakes
Honig oder Süßstoff nach Geschmack
150 – 250 g Naturjogurt
1 Pr. Rosmarin

Die klein geschnittene Banane mit dem Kokosmark, den Knusperflakes und auf Wunsch mit Süßungsmittel unter den Jogurt rühren. Den Rosmarin zwischen den Fingerspitzen zerreiben und ebenfalls unterheben.

Fitnessplus: Nervenvitamine der B-Gruppe und der gehirnstimulierende Stoff Serotonin ergeben ein Powermüsli, das fit für Arbeit und Sport macht.

Salate mit Aha-Effekt

Salatöle mit Ringelblume oder Rosmarin ansetzen

3 EL Ringelblumenblüten oder 3 EL Rosmarin (frisch oder getrocknet möglich)
1 Liter Pflanzenöl

Füllen Sie Ringelblumen oder Rosmarin in eine dunkle, verschließbare Flasche und gießen Sie das Pflanzenöl hinzu. Lassen Sie das Öl etwa eine Woche ziehen und filtern Sie dann Blüten bzw. Kraut ab. Beim Ringelblumenöl erkennen Sie an der deutlich gelben Farbe, dass die Blüteninhaltsstoffe auf das Öl übergegangen sind. Der Ölgeschmack ist etwas kräftiger geworden und harmoniert gut mit Salaten. Sehr intensiv im Geschmack wird Rosmarinöl, auch die Farbe wird etwas kräftiger. Nach meiner Erfahrung eignen sich Olivenöl, Walnussöl, Sonnenblumenöl und Weizenkeimöl im Ernährungsbereich gut zum Ansetzen von Ringelblume und Rosmarin. Probieren Sie es einfach mal mit einer kleinen Ölmenge, z.B. 2 TL Blüten oder Kraut auf 50 ml Öl. Nach einigen Versuchen entdecken Sie sicher auch Ihre Lieblingsmischung.

Gesundheitsplus: In den Ölen lösen sich die wertvollen Inhaltsstoffe von Ringelblume und Rosmarin, wie sie in den jeweiligen Kapiteln beschrieben werden, sehr gut. Im Salat oder in anderen Gerichten verwendet, können Sie mit diesen Ölen viel für Ihre Gesundheit tun.

Sommerfrische Salatsoße (Vorratsmischung)

10 getrocknete Aprikosen
1/2 Brühwürfel
2 EL Rosmarin
2 EL Kräutermischung aus Petersilie, Schnittlauch, Basilikum usw.
6 EL Apfelessig
200 ml Ringelblumenöl oder Rosmarinöl nach Wunsch
1 TL mittelscharfer Senf

Legen Sie die getrockneten Aprikosen einige Minuten in lauwarmes Wasser, um evtl. Schwefelrückstände zu lösen. Gründlich abspülen, mit Küchenkrepp trocknen und in kleine Stücke schneiden. Brühwürfel zerbröseln und zusammen mit den anderen Zutaten zu den Aprikosen geben.

Geschmacksplus: Diese Vinaigrette schmeckt am besten, wenn Sie sie einige Tage zugedeckt ziehen lassen.

Salatsoße für Kopf- und Tomatensalat

2 EL Apfelessig
1 EL Orangensaft
3 EL Ringelblumenöl oder Rosmarinöl nach Wunsch
1 EL gehackte Zwiebeln
1 Msp. Salz, eine Prise Pfeffer
1 EL Ringelblumenblüten

Mischen Sie alle Zutaten und geben Sie die Soße über den vorbereiteten Salat.

Fitnessplus: Diese leichte, fruchtig-erfrischende Salatsoße versorgt den Organismus mit Vitamin C, Mineralstoffen und den Wirkstoffen der Ringelblume.

Rosmarin-Speck-Kartoffelsalat

1 Zwiebel
1/2 Apfel
50 – 100 g Speck
1 Msp. Salz, eine Prise Pfeffer
1 EL Rosmarin
2 EL Apfelessig
2 – 3 EL Rosmarinöl
600 g Salatkartoffeln
1/2 Tasse Fleischbrühe

Zunächst die Salatsoße herstellen, weil sie nach 1 – 2 Stunden Ziehzeit noch besser schmeckt.

Dazu Zwiebel, Apfel und Speck in kleine Würfel schneiden und Salz, Pfeffer und Rosmarin (zwischen den Fingern zerkleinern), Apfelessig und Rosmarinöl zugeben und bedeckt ziehen lassen. Die gekochten, lauwarm abgekühlten Kartoffeln in Scheiben schneiden und mit Fleischbrühe übergießen. Danach die Salatsoße unterheben.

Überraschungsplus: Rosmarin, Speck, Äpfel und Zwiebel ergänzen sich geschmacklich hervorragend mit der Kartoffel.

Tomaten-Mozzarella-Salat mit Rosmarin-Dressing

(2 Personen)
1/2 rote Paprika
3 grüne eingelegte Peperoni
2 TL Rosmarin
1 TL Basilikum, klein geschnitten, und einige ganze frische Blätter
Salz, Pfeffer, Knoblauch
1 EL Rotweinessig
1 – 2 EL Ringelblumenöl
3 große Tomaten
150 g Mozzarella

Schneiden Sie Paprika und Peperoni in kleine Würfel und geben Kräuter, Gewürze, Salz, Knoblauch, Essig und Öl dazu. Lassen Sie die Salatsoße 1 – 2 Stunden ziehen. Tomaten und Mozzarella in Scheiben schneiden und abwechselnd auf dem Teller dekorieren. Zum Schluss die vorbereitete Salatsoße über die angerichteten Scheiben gießen und mit frischen ganzen Basilikumblättern dekorieren.

Fitnessplus: Dieser leichte und pikante Salat macht mit viel Vitamin C, Eisen, wertvollen Fettsäuren und ätherischen Ölen fit und munter.

Thunfischsalat mit Ei und Rosmarin

150 g tiefgekühlte Erbsen
4 hart gekochte Eier
4 Tomaten
1 Dose Thunfisch ohne Öl
3 EL Ringelblumenöl
1 EL Rotweinessig
4 EL Gemüsebrühe
1 EL Tomatenketschup
2 TL Rosmarin
1 Msp. Salz, rotes Paprikapulver

Die Tiefkühlerbsen in etwas kochendem Salzwasser zugedeckt ca. 5 Minuten garen und abgießen. Die hart gekochten Eier in Scheiben schneiden, ebenso die Tomaten, den Thunfisch mit der Gabel zerkleinern. Die Salatsoße aus kalter (Instant-) Gemüsebrühe, Öl, Essig, Tomatenketschup, Rosmarin, Salz und Paprika herstellen und über die Salatzutaten geben. Lassen Sie den Salat zugedeckt mindestens 10 Minuten vor dem Servieren ziehen.

Fitnessplus: Ohne viel Aufwand gewinnen Sie mit diesem eiweiß-, vitamin- und mineralstoffreichen Salat ein Optimum an Fitness.

Pikante Küche für Singles, Familien und Gäste

Bunter Frühlingsfrischkäse

2 EL Ringelblumenblüten
etwas Wasser oder Sahne
250 g sahniger Frischkäse
je 3 EL fein geraspelte Gurke und rote Paprika
2 EL fein geschnittener Schnittlauch
auf Wunsch Zwiebelwürfel
Salz, Pfeffer und Paprika zum Abschmecken
2 TL Rosmarin

Die Ringelblumen mit etwas Wasser oder Sahne in den Frischkäse einrühren und eine Prise Salz, Pfeffer und Paprika zugeben. Gurke, Paprika und Schnittlauch (evtl. noch Zwiebelwürfel) unterheben, Rosmarin darüber streuen und servieren.

Gesundheitsplus: Viele Vitamine, verdauungswirksame Ringelblume und anregender Rosmarin – dieser „knackige“ Frischkäse schmeckt zwischendurch, aber auch als Hauptmahlzeit sowohl auf Weiß- als auch auf Vollkornbrot.

Rosmarin-Pizza

(für 1 Person)
1 Tomate
1 EL Rosmarinöl
1 TL Tomatenmark
1 fertiger Pizzateig
1 TL Rosmarin
1 TL italienische Kräutermischung
(weitere Zutaten auf Wunsch:
Pilze, Paprika, Salami,
Schinken, Thunfisch usw.)
50 – 100 g geriebener Käse

Die Tomate kurz mit heißem Wasser überbrühen und häuten, das Fruchtfleisch würfeln, den dabei austretenden Saft auffangen und zusammen mit Rosmarinöl und Tomatenmark in einer Tasse mischen und glatt rühren. Den Pizzateig auf Backpapier auslegen und mit der Tomaten-Öl-Mischung bestreichen. Die Fruchtfleisch der Tomate auf der Pizza verteilen, Rosmarin und Kräuter darüber streuen, wobei der Rosmarin zwischen den Fingerspitzen zerrieben wird. Nun können Sie weitere Wunschzutaten auflegen und die Pizza 10 Minuten im Backofen bei 200° C (180° C Umluft) vorbacken. Kurz herausnehmen und den Käse aufstreuen. Weitere 10 Minuten bei gleicher Temperatur fertigbacken.

Überraschungsplus: Mit dieser Pizza hinterlassen Sie auch bei unerwarteten Gästen und ohne große „Kocherei" kulinarischen Eindruck.

Pikant-süßer Karotten-Ringelblumentopf

(ca. 3 – 4 Personen)
500 g Karotten und
etwas Karottenkraut
2 EL frische oder
getrocknete Ringelblumen
2 EL Rosinen
1 EL Butter
1 TL Curry

Die Karotten schälen und stifteln. Zusammen mit etwas Karottenkraut bissfest in Wasser garen und abgießen. Ringelblumen und Rosinen mit Butter und Curry in der Pfanne anbraten und die Karotten kurz darin andünsten.

Wohlfühlplus: Mit reichlich Provitamin A aus Karotten und Ringelblumen bietet dieses geschmacksintensive Gericht Powernahrung für Körper und Haut. Schmeckt sehr gut zu Reisgerichten.

Gebackener Tofu im Rosmarin-Mantel

2 TL Rosmarin
1 EL gemischte Kräuter
3 EL Rosmarinöl
1 Msp. Salz, etwas Pfeffer
1 EL Semmelbrösel
1 EL Mehl
500 g geräucherter Tofu

Rühren Sie Rosmarin, Mischkräuter, Salz und Pfeffer in das Rosmarinöl und lassen Sie die Mischung einige Zeit in einem Teller ziehen. Semmelbrösel und Mehl vermischen und in einen separaten flachen Teller geben. Den Tofublock in Scheiben schneiden und die Scheiben zunächst in der Öl-Kräuter-Mischung und anschließend in der Semmelbrösel-Mehl-Mischung wenden. Öl in der Pfanne erhitzen und die Tofuscheiben darin backen, bis sie eine leichte Kruste bekommen.

Gesundheitsplus: Knusprig-pikant und dazu noch mit viel wertvollem Pflanzeneiweiß erfreut diese Tofumahlzeit nicht nur Vegetarier, sondern auch cholesterin- und figurbewusste Schlemmer.

Scampi mit Rosmarinkruste

1 Bund Petersilie
600 g tiefgefrorene Scampi
Saft einer halben Zitrone
etwas Worcestersoße
1 kleines Glas Cognac
1 große Zwiebel
4 – 5 Knoblauchzehen
2 rote eingelegte Peperoni
1 EL Rosmarin
1 EL gemischte italienische Kräuter
3 EL Rosmarinöl
3 EL Butter

Die Petersilie waschen und klein geschnitten zu einem Liter Salzwasser geben und aufkochen. Die aufgetauten Scampi kurz darin ziehen lassen und abgießen. Zitronensaft, Worcestersoße und Cognac mischen und in eine kleine Schale geben. Wenden Sie die Scampi mehrmals in der Mischung, und lassen Sie sie etwa 1/2 Stunde darin ziehen. In der Zwischenzeit Zwiebel, Knoblauch und Peperoni fein hacken, mit Rosmarin und den anderen Kräutern mischen und unter Rühren in Rosmarinöl kurz dünsten. Die Scampi aus der Marinade nehmen und abgetropft in Butter goldbraun braten. Auf einer Platte anrichten und die Zwiebel-Kräuter-Mischung darüber geben.

Geschmacksplus: Scampi und Rosmarin – mit diesem Gericht können Sie sich in Urlaubsträume schlemmen.

Rosmarin-Dip

für heiße oder kalte Bratenplatten

1 hart gekochtes Ei
je 5 grüne und schwarze Oliven
2 Sardellenfilets
1 Bund frische gemischte Kräuter, z.B. mit Basilikum, Petersilie, Schnittlauch, Kerbel, Dill
200 g saure Sahne
1/2 TL mittelscharfer Senf
3 EL Weißweinessig
5 EL Ringelblumenöl
2 TL Rosmarin
1 Msp. Salz, etwas Pfeffer

Ei, Oliven, Sardellenfilets und Kräuter sehr fein hacken. Die saure Sahne mit Senf, Essig und Öl glatt rühren und zusammen mit dem Rosmarin und der Ei-Oliven-Mischung zu einer Soße verrühren.

Überraschungsplus: Dieser rasch hergestellte Dip peppt jedes Steak, Schnitzel oder eine kalte Bratenplatte auf.

Auberginen mit Käse-Rosmarinkruste

(3 – 4 Personen)
1 große Aubergine
1 TL Salz
6 EL Rosmarinöl
300 g Rinderhackfleisch
etwas Pfeffer und Paprikapulver
1 Zwiebel
2 Knoblauchzehen
4 EL Rotwein
3 TL Rosmarin
1 EL gemischte italienische Kräuter
4 Tomaten
100 g geriebener Käse
4 EL Semmelbrösel
2 Eier
100 ml Milch
1 TL Mehl
1 Msp. Salz
etwas Butter

Die Aubergine in Scheiben schneiden, mit Salz bestreuen und eine Stunde ziehen lassen. Dann abspülen, trocken tupfen, kurz in 3 EL Rosmarinöl anbraten und zur Seite stellen.

Würzen Sie das Hackfleisch mit Pfeffer und Paprika, schneiden Sie Zwiebeln und Knoblauch klein und braten Sie alles zusammen im restlichen Öl an. Dann den Rotwein, 2 TL Rosmarin und die Kräuter ins Hackfleisch rühren. Eine große Backpfanne mit den Auberginenscheiben dicht belegen und die Hackfleischmasse darüber streichen. Die Tomaten in Scheiben schneiden und darüber schichten. Den geriebenen Käse mit den Semmelbröseln vermischen und über die Tomaten streuen und den in etwas Butter angebratenen restlichen Rosmarin darüber geben.

Aus Eiern, Milch, Mehl und Salz eine Soße bereiten und löffelweise über den Auberginenauflauf gießen. Der Auflauf gart im vorgeheizten Backofen (200° C) ca. 30 – 45 Minuten.

Geschmacksplus: Diesem würzig-herzhaften Gericht verleiht der Rosmarin ein harmonisch-intensives geschmackliches i-Tüpfelchen.

Ringelblumen-Hirseomelette mit Apfel-Aprikosenkompott

(für 1 Person)

Für das Kompott:

1/2 Apfel

2 Aprikosen

2 EL Zitronensaft

1 TL Ringelblumenhonig

(Rezept siehe Seite 129)

Für das Omelette:

2 EL Hirse

1 EL Mehl

1 Ei

1/2 Tasse Vollmilch

1 TL Ringelblumenhonig

Butter zum Ausbraten

1 EL Ringelblumen

Apfel und Aprikosen in kleine Stücke schneiden und mit dem Zitronensaft und dem Ringelblumenhonig köcheln lassen, bis die Fruchtstücke leicht zerfallen. Apfelmus kühl stellen.

Aus Hirse, Mehl, Ei und Vollmilch einen dickflüssigen Teig herstellen und den Honig einrühren.

In der Zwischenzeit Butter in der Pfanne auslassen, die Ringelblumenblüten kurz darin wenden und den Omeletteteig dazugeben. Das Omelette goldbraun braten und vor dem Servieren mit Apfelmus bestreichen.

Gesundheitsplus: Verdauung, Blut und Nerven profitieren von den Inhaltsstoffen von Ringelblume, Hirse und Honig.

Lecker-süße Blütenküche

Rosmarin-Apfelmus

(3 – 4 Portionen)

3 große säuerliche Äpfel

(sehr gut: Elstar oder Boskop)

2 EL Rosenwasser

2 TL Rosmarin

1 Spritzer Zitronensaft

Die klein geschnittenen Äpfel (je nach Geschmack mit Schale) in einen Topf zum Rosenwasser und dem Zitronensaft geben und den Rosmarin darüber streuen. Kurz aufkochen lassen, dann bei kleiner Hitze köcheln lassen, bis die Äpfel leicht zerfallen. Mit dem Abkühlen intensiviert sich der Geschmack des Apfelmuses zu einer interessant schmeckenden fruchtig-herben Speise.

Ringelblumen-Vanillecreme mit „beeriger" Rosmarinhaube

1 Packung Vanillepuddingpulver

1 Eigelb

1/2 Liter Milch

1 EL Ringelblumenblüten

2 TL Butter

1 EL Rosmarinhonig

1 Packung tiefgekühlte

Waldbeerenmischung

Rühren Sie das Puddingpulver mit dem Eigelb an. Die Milch mit den

Ringelblumenblüten aufkochen und die Blüten abfiltern. Die Pudding-Ei-Mischung in die Milch rühren und sobald der Pudding fester wird, die Butter (macht den Pudding cremiger) einrühren. Wenn die Butter eingearbeitet ist, den Pudding in bereit gestellte Förmchen füllen.

Für die Rosmarinhaube: Rosmarinhonig und Waldbeeren in einem kleinen Topf erhitzen und ein paar Minuten heiß stellen. Sie können die Waldbeeren heiß oder kalt über die Vanillecreme geben.

Gesundheitstipp: Die magenfreundliche Ringelblumenmilch und der leberaktivierende Rosmarin sowie das Eilecithin und Milcheiweiß machen aus diesem Dessert eine gesundheitsbewusste Schlemmerei.

Die heißen Rosmarin-Waldbeeren schmecken übrigens auch sehr lecker über Vanilleeis.

Frische Erdbeeren mit Rosmarin

500 g Erdbeeren
2 TL Rosmarin
1 Päckchen Vanillezucker
1 Becher Sahne

Die Erdbeeren waschen, trocken tupfen und klein schneiden. Den Rosmarin zwischen den Fingern zerreiben und zusammen mit dem Vanillezucker unter die Erdbeeren heben. Einige Minuten ziehen lassen und währenddessen die Sahne steif schlagen. Die Erdbeeren mit der geschlagenen Sahne servieren.

Vitalplus: Der Rosmarin verleiht den Erdbeeren einen intensiven Geschmackskick und vermittelt – wie das reichlich enthaltene Vitamin C – vitale Tatkraft.

Ananas-Rosmarin-Rührkuchen

4 Eier
200 g Hirseflocken
50 g Mehl
100 g Butter
150 g Zucker
2 Päckchen Vanillezucker
1 Päckchen Backpulver
1 Päckchen Vanillepuddingpulver
3 Tropfen ätherisches Orangenöl (Reformhaus)
3 Scheiben frische Ananas oder
50 – 100 g getrocknete Ananas
4 Reiswaffeln
3 gehäufte TL Rosmarin

Zwei Eiweiß steif schlagen. Aus den übrigen Eiern, den restlichen Eidottern, Hirseflocken, Mehl, Butter, Zucker, Vanillezucker, Backpulver und Vanillepudding und dem Orangenöl einen Rührteig herstellen. Die Ananas würfeln und mit den zerbröselte Reiswaffeln, 1 TL Rosmarin vermischen und das steif geschlagene Eiweiß unterheben. Den Teig in eine gefettete Kastenform füllen und den restlichen Rosmarin obenauf streuen. Bei 190° – 200° C (Umluft 170° C) 15 Minuten vorbacken.

Dann den Teig mit einem Messer der Länge nach leicht einritzen und weitere 40 – 50 Minuten bei etwas abgesenkter Temperatur backen.

Überraschungsplus: Eine Überraschung gelingt Ihnen mit diesem Kuchen ganz sicher, denn wer vermutet schon Rosmarin in einem Kuchen? Er trägt durch die Hirse zur Darmregulierung sowie zur Reinigung und zum Ausgleich von übersäuertem Blut bei. Ein Kuchen für Geistes- und Körperfitness.

Ringelblumen-Eierkuchen

200 g Margarine
200 g Zucker
1 Packung Vanillezucker
3 Eier
3 Eigelb
200 g Mehl
Saft einer halben Zitrone
abgeriebene Schale einer halben Zitrone
1 Packung Backpulver
1 Prise Safran
100 g gemahlene Mandeln
4 EL getrocknete Ringelblumenblüten

Margarine, Zucker und Vanillezucker in einer Schüssel schaumig rühren. Nacheinander die ganzen Eier und das Eigelb sowie löffelweise das Mehl einrühren. Zitronensaft, abgeriebene Zitronenschale, Backpulver und Safran unterrühren. Schließlich Mandeln und Ringelblumen unter den Teig heben. Den Kuchen in einer gefetteten Backform bei 180° C (Umluft ca. 160° C) gut 60 Minuten auf der unteren Schiene backen.

Gesundheitstipp: Dieses Rezept ist in Anlehnung an eine mittelalterliche Empfehlung entstanden. Danach wurde Frauen zur Erleichterung der Menstruationszeit Ringelblumen-Eierkuchen empfohlen. Dieser Kuchen enthält mit Ringelblumen, Safran und Mandeln einige reinigende und stärkende Zutaten, die insbesondere auf den Unterleib wirken.

Windbeutel mit Beeren-Rosmarinfüllung

Für den Teig:

1/4 Liter Wasser
60 g Butter
1 Prise Salz
200 g Mehl
4 Eier

Für die Füllung:

200 g schwarze Johannisbeeren
100 g Himbeeren
2 TL Rosmarin
200 ml roter Johannisbeersaft
1/2 Packung Roter-Grütze-Pulver
1 Päckchen Vanillezucker
250 g Sahne
2 EL Puderzucker

Das Wasser mit Butter und Salz zum Kochen bringen. Das Mehl sieben und auf einmal in die Wassermischung geben. So lange kräftig rühren, bis sich der Teig als Kloß vom Topfboden löst. Geben Sie den Teig in eine Schüssel und rühren die Eier einzeln in die Masse. Mit zwei kleinen Löffeln ca. 15 kleine Teighäufchen formen oder mit der Spritztülle auf das Backblech spritzen. In den auf 230^{0} C vorgeheizten Backofen schieben und 20 Minuten auf der mittleren Schiene backen. Die noch warmen Windbeutel in der Mitte quer durchschneiden und erkalten lassen.

Zubereitung der Beerenfüllung: Schwarze Johannisbeeren, Himbeeren und Rosmarin in 100 ml rotem Johannisbeersaft kurz aufkochen lassen. Zwischenzeitlich das Rote-Grütze-Pulver mit dem Vanillezucker und dem restlichen Johannisbeersaft anrühren und zu den heißen Beeren rühren. Die Beerengrütze erkalten lassen und die Bodenteile der Windbeutel damit füllen.

Die Sahne steif schlagen, Sahnekleckse auf die Beerenfüllung geben, die Deckel aufsetzen und die Windbeutel mit Puderzucker bestäuben.

Geschmacksplus: Rosmarin harmoniert besonders gut mit Johannisbeeren und macht aus den Windbeuteln ein intensives fruchtig-sahniges Geschmackserlebnis.

Nachwort: Start in ein vitales Leben

Die Ringelblume war es, die mich vor einiger Zeit lehrte, mit Heilkräutern zu sprechen bzw. meine Gedanken vollkommen auf sie, die Heilpflanze und ihre Heilwirkung, einzustellen. Ich war gerade dabei, Ringelblumenöl auf die Haut aufzutragen. Plötzlich sah ich ein Feld mit leuchtend orangegelben Ringelblumen vor mir. Von den Ringelblumen ging eine große Kraft aus, und ich hatte das Gefühl, genau sagen zu müssen, was ich von ihnen erwartete und für welches Problem ich um Hilfe bat. Ich formulierte in Gedanken, dass es bei mir darum ging, eine Hautwunde zu schließen. Während ich dies dachte, hatte ich die Ringelblumen auf dem Feld vor Augen. Ich behandelte meine Wunde zwei- bis dreimal täglich und holte mir dabei stets die Erinnerung an das Ringelblumenfeld ins Gedächtnis. Jedes Mal formulierte ich auch meine Bitte aufs Neue. Und jedes Mal stellte ich mir dabei intensiv vor, wie die Wunde sich ohne Komplikationen schloss. Die Wunde heilte erstaunlich schnell und nach kurzer Zeit war sie zugewachsen. Was damals so intuitiv aus einem Gefühl heraus geschah, lässt sich psychologisch analysieren: Ich hatte meine Selbstheilungskräfte geweckt und mit meiner Vorstellungskraft die Wirkmöglichkeit der Ringelblume gezielt unterstützt.

Dieses „Phänomen" ist eigentlich gar keines, sondern es ist die natürlichste, aber leider vielfach verloren gegangene, Urlebensenergie und Selbstheilungskraft, die jeder Mensch in sich trägt. Mir hat meine Urlebensenergie und Selbstheilungskraft geholfen, meine vergleichsweise „bescheidene" Wunde zu schließen. Aber sicher haben Sie auch schon von scheinbar „wunderbaren" Heilungen, z.B. in der Krebsbehandlung, gehört. Egal, welche medizinische Therapie im jeweiligen Fall die Heilung begleitete, jeder der „wunderbar" Geheilten hat auf individuelle Weise seine Selbstheilungskräfte entdeckt und genutzt.

In viele Gesundheits- und Lebensbereiche fügen sich Ringelblume und Rosmarin als wohl tuende Heilimpulse ein, ja sie haben sogar grundlegende und ganzheitlich umstimmende Eigenschaften. Ideale Partner also, um unserer Urlebensenergie näher zu kommen und neue Mosaiksteine in unser Lebensbauwerk einzufügen. Wenn Sie sich beispielsweise für eine Selbstbehandlung Ihrer nervösen Herzprobleme mit Ringelblume und Rosmarin entschieden haben, werden Sie vermutlich ein Rezept ausprobieren. Dies ist symbolisch gesehen ein Mosaikstein im Lebensbauwerk. Nun braucht der Mosaikstein eine Haftungsmasse, um sich im Bauwerk besser integrieren zu können. Diese „Haftungsmasse“ ist Ihre innere Selbstheilungskraft, die Sie zum einen durch Ringelblume und Rosmarin, zum anderen durch Ihre Gedanken aktivieren können. Beginnen Sie heute damit und fassen Sie zunächst den Grundsatzentschluss:

Von Tag zu Tag
und in jeder Hinsicht
geht es mir besser und besser.

Diese positive Suggestion wurde von dem Apotheker Emile Coué (1857 – 1926) entwickelt und hat schon vielen Menschen geholfen, ihrem Leben eine entscheidende Wende zu geben – die entscheidende Wende in Richtung Gesundheit, Harmonie, Vitalität, Erfolg usw. Widmen Sie dieser Suggestion jeden Tag ein paar Minuten Zeit. Lesen Sie sie, schreiben Sie sie, sprechen Sie sie. Kurz: Nehmen Sie diese Überzeugung mit Ihrem ganzen Wesen und Sein auf. Um beim vorgenannten Beispiel zu bleiben: Wenn nun der Mosaikstein (Tee) auf kraftvollen Halt (Selbstheilungskraft) stößt, kann er zum Glänzen gebracht werden. Das „Wischtuch“ ist Ihre Visionskraft, mit der Sie sich die gewünschte Situation (z.B. Gesundheit) so deutlich wie möglich vorstellen. Wenn Sie nun eine Teepause machen möchten, schlage ich Ihnen vor, meine „Schluck-für-Schluck-Suggestions- und Visionsmethode“ auszuprobieren. Sie können sich dabei schon einmal als „Bauherr“ Ihres guten allgemeinen Wohlbefindens erproben.

Teepause zum Aufbau des Wohlbefindens

Bereiten Sie sich eine Tasse Ringelblumen- oder Rosmarintee (je nach Ihrem gesundheitlichen Problem) zu. Setzen Sie sich entspannt in einen Sessel, und verfahren Sie in diesen Schritten:

Wenn Sie die Tasse zum Mund führen, machen Sie sich die individuelle Heilkraft des Tees bewusst.

Nehmen Sie einen Schluck Tee und denken mit Ihrer ganzen Seelenkraft: „Von Tag zu Tag und in jeder Hinsicht geht es mir besser und besser.“

Nun stellen Sie sich die Situation genau vor, die Sie ändern möchten, z.B. wie Ihr Herz ganz ruhig schlägt. Gestalten Sie sich ein symbolisches Bild dazu. Etwa das Bild eines aufgewühlten Meeres, das immer mehr abflaut, ruhig wird und dann als glatte schimmernde Fläche vor Ihnen liegt.

Genießen Sie den Anblick und atmen Sie tief ein. Dadurch verankert sich das ruhige „Herzbild“ tief in Ihrem Bewusstsein und Unterbewusstsein. Verfahren Sie so bei jedem Schluck – bis die Tasse ganz geleert ist. Bleiben

Sie während des Trinkens mit Ihren Gedanken möglichst immer beim gleichen Thema, damit es sich besser festigen kann. Immer wenn Sie in einer kritischen Situation sind (z.B. wenn Ihr nervöses Herzklopfen wieder anfängt), stellen Sie sich sofort Ihr „Herzbild" vor und Sie werden eine zunehmende Ruhe und Ausgeglichenheit verspüren.

Diese Teepause wird umso wirksamer, je regelmäßiger (am besten täglich) Sie sie durchführen. Mit etwas Training wird es Ihnen auch gelingen, diese Übung unbemerkt von anderen (z.B. in einer Gruppe) durchzuführen. So können Sie praktisch jederzeit etwas für sich und Ihr allgemeines Wohlbefinden tun. Vielleicht trifft außerdem die eine oder andere der folgenden Suggestionen auf Ihre derzeitige Situation zu. Dann können Sie auch diese in Ihr tägliches Selbstheilungsprogramm aufnehmen.

Ich entscheide mich aus vollem Herzen für meine Neuorientierung.

Ich bin voller Energie und Lebensfreude. Ich erwarte nur das Beste und ziehe es auch an.

Ich nehme meine derzeitige Lebenssituation vollkommen an, und darin liegt die Kraft, alles auf positive Weise zu verändern.

Ich löse mich jetzt von alten Verhaltensmustern und lebe meine neue Kraft und Gesundheit.

Ich genieße die Kraft meiner Gedanken, die mich Schritt für Schritt meinem Ziel näher bringt.

Ich bin wertvoll und kann mich auf meine innere Kraft verlassen.

Ich löse mich von allen Ängsten und Zweifeln und wende mich voller Freude meiner Gesundheit zu.

Ich liebe das Heute und freue mich schon auf Morgen.

Ich lebe in meiner positiven Wirklichkeit.

Ihr persönlicher Wellnesskalender

Abgesehen von der Krankheitsbehandlung unterstützen unsere Urlebensenergie und die Selbstheilungskraft unser gesamtes Lebensbauwerk und Wohlergehen. Ein wichtiger Schlüssel ist dabei die persönliche Aktivität, in der man Freude, Motivation, Kraft und Zuversicht findet. Mit den Vorschlägen in diesem Wellnesskalender kommen Sie Ihrem Rundum-Wohlgefühl jeden Tag einen Schritt näher. Am besten, Sie machen gleich heute den ersten Schritt.

- Ein Lächeln kann nicht nur im Umgang mit Mitmenschen Wunder bewirken – es schafft auch schnellen Kontakt zu tiefen Bewusstseinsschichten. Probieren Sie es während der oben beschriebenen Tee-Meditation. Trinken Sie Ihren Tee mit einem Lächeln auf den Lippen, lächeln Sie, während Sie Ihre Suggestionen sprechen, lächeln Sie, während Sie visualisieren, und begrüßen Sie Ihre Selbstheilungskräfte mit einem Lächeln.

- Schneiden Sie aus alten Zeitschriften Bilder und Schriftzüge aus, die mit Ihrem größten Wunsch (z.B. eine Reise, ein berufliches oder privates Ziel) zu tun haben, und kleben Sie eine Collage. Betrachten Sie Ihre „Zukunftscollage“ dann täglich. Stellen Sie sich intensiv vor, dass es bereits eingetreten ist, und genießen Sie das Glücksgefühl ausgiebig. Das macht Sie tatkräftig, Ihr Ziel tatsächlich zu erreichen. Beginnen Sie mit einer gesunden Tradition. Gehen Sie z.B. jeden Donnerstag in die Sauna. Packen Sie Powernahrung für Haut und Haar (Cremes und Packungen) sowie für die Fantasie (Ihr Lieblingsbuch) ein, und genießen Sie die Zeit mit sich selbst.
- Gestalten Sie eine stressfreie Ecke Ihrer Wohnung. Dekorieren Sie sie liebevoll mit Blumen, Decken, Bildern usw. und halten Sie sich dann dort auf, um z.B. um die Tee-Meditation zu machen.
- Ziehen Sie sich heute sehr bewusst sorgfältig an. Genießen Sie das schöne Gefühl eines gesteigerten Selbstbewusstseins in vollen Zügen.
- Backen Sie Plätzchen für einige gute Freunde und legen Sie ihnen die Überraschung mit ein paar lieben Grüßen vor die Türe. Die Freude anderer kommt wie ein Sonnenstrahl wieder in Ihr Leben zurück.
- Erledigen Sie heute gleich etwas, das Sie schon längere Zeit vor sich herschieben, auch wenn es ein Termin beim Arzt oder Finanzamt ist oder Sie die Haustreppe putzen wollen. Freuen Sie sich währenddessen auf die Belohnung, die Sie sich gönnen werden.
- Sparen Sie heute nicht mit Komplimenten und Anerkennung für Ihre Kolleginnen, Kunden, Mitarbeiter – oder den Chef. Entdecken Sie so die vielen positiven Dinge an Ihrem Arbeitsplatz.
- Laden Sie einen ungewöhnlichen Menschen ein und bereiten Sie etwas Außergewöhnliches vor. Die Freude auf den Abend wird Sie beflügeln.
- Rufen Sie jemanden an, den Sie schon lange nicht mehr gesprochen oder gesehen haben. Die Freude wird auf beiden Seiten groß sein.
- Essen Sie heute nur Obst und stellen Sie sich bei jedem Bissen vor, wie es Sie durch seine entschlackende Wirkung von allem Ballast und aller Schwere befreit.
- Unterbrechen Sie den Alltagstrott, und schlafen Sie in ungewohnter Umgebung – in einem Hotel in Ihrer Stadt. Genießen Sie das Gefühl des Abenteuers, wenn Sie am nächsten Morgen von dort aus zur Arbeit gehen.

- Gestalten Sie ein altes Kleidungsstück völlig um, z.B. durch Färben, mit neuen Knöpfen oder Spitzenbesatz und freuen Sie sich über Ihre „Haute-Couture-Creation".
- Brechen Sie heute mit einer Gewohnheit. Trinken Sie z.B. statt der fünften Tasse Kaffee eine Tasse duftenden Ringelblumen-Jasmin-Tee.
- Besorgen Sie einen Ministrauß oder eine Minipflanze und verschenken Sie sie an einen fremden Menschen auf der Straße. Nur Mut!
- Sähen Sie eine Pflanze symbolisch für das Wachstum eines bestimmten Zieles, das Sie anstreben, oder für die Erfüllung eines Wunsches.
- Gönnen Sie sich eine längere Mittagspause oder einen früheren Feierabend und machen Sie einen Spaziergang im Park, im Wald, am See. Stellen Sie sich intensiv vor, wie all Ihre Organe die erholsame Atmosphäre in sich aufnehmen und sich regenerieren.
- Beginnen Sie heute mit einem Langzeitprojekt, das sie beruflich oder als Hobby interessiert. Eine halbe Stunde (nicht länger, sonst wird es Arbeit) soll ihm zukünftig täglich gehören und Sie werden bald erste Erfolge feststellen können.
- Hören Sie in Ihren Pausen und nach Feierabend ganz bewusst (am besten mit Kopfhörer) Musik verschiedenster Richtungen. Geben Sie all Ihren Stimmungen nach, tanzen Sie, toben Sie, lachen Sie, entspannen Sie, lassen Sie sich motivieren ...
- Gewähren Sie heute allen mit einem freundlichen Lächeln den Vortritt. Halten Sie am Zebrastreifen, lassen Sie wartende Autos in die Schlange oder jemanden im Supermarkt zuerst zur Kasse. Betonen Sie, dass Sie Zeit haben, und plötzlich scheinen es auch die anderen nicht mehr so eilig zu haben.

Und nun: Start frei für ein Leben voller Urenergie! Ich wünsche Ihnen und Ihrer Selbstheilungskraft viel gesunde Motivation aus der „heilen" Welt von Ringelblume und Rosmarin.

Ihre Evelyn Thomsen

Anhang

Buchempfehlungen zum Thema Gesundheit:

Evelyn Thomsen:
Gesund und fit mit Heiltee.
Die richtigen Tees für Körper, Geist und Seele. Seehamer Verlag.

Evelyn Thomsen:
Die Heilkraft der Rosen.
Gesundheit, Schönheit und Lebensglück aus dem Rosenbeet.
Seehamer Verlag.

Evelyn Thomsen:
Hildegard von Bingen. Heilsteine für Körper, Geist und Seele.
Seehamer Verlag.

Evelyn Thomsen:
Die spirituelle Wellnesskur.
Das Geheimnis innerer und äußerer Schönheit und Vitalität mit Edelsteinen, Edelsteinkosmetik, Farbtherapie, Farbfrischkost und Farbdrinks.
Windpferd Verlag.

Richard Willfort:
Gesundheit durch Heilkräute.
Rudolf Trauner Verlag

Hans Braun/Dietrich Frohne:
Heilpflanzenlexikon.
Gustav Fischer Verlag

Otto Isaac:
Die Ringelblume.
Wissenschaftliche Verlagsgesellschaft

Dr. Gotfried Hertzka/Dr. Wighard Strehlow:
Große Hildegard-Apotheke.
Bauer Verlag

Adressen, die weiterhelfen:

Bezugsquelle für Blütenessenzen:
Korte PHI Blütenessenzen
Hauptstr. 9
78267 Aach
Tel. 0 77 74/70 04, Fax 0 77 74/70 09
E-Mail: Korte.PHI@t-online.de
Internet:www.Korte.PHI.com

Bezugsquelle für Produkte aus Ringelblume und Rosmarin:
Kräuterhaus Sanct Bernhard
Sonnenbühl 1
73342 Bad Ditzenbach
Tel. 0 73 34/96 54-0,
Fax 0 73 34/96 54 44
Kontaktadresse für den „gesunden Erfahrungsaustausch“:

Health und Wellness
Postfach 1151
78235 Rielasingen
E-Mail: Aura@Thomsen-Evelyn.de
Internet: www.Thomsen-Evelyn.de

Stichwortregister

Rezeptverzeichnis

Meine Notizen

Gesundheit!

Vielfältige Ratgeber zu allen Fragen der Gesundheit: Von der Schulmedizin bis zu alternativen Heilmethoden

Oliver Dietrich
Gesund und fit mit Laktotherapie
Milch, Quark und Molke als natürliche Heilmittel
Mit ausführlichem Rezeptteil
152 Seiten mit Abbildungen, gebunden
ISBN 3-934058-16-7

Sabine Geier-Leisch
Gesund und fit mit Holunder
Natürliche Heilkraft und kulinarischer Genuß
Mit ausführlichem Rezeptteil
152 Seiten mit Abbildungen, gebunden
ISBN 3-932131-94-0

Sabine Geier-Leisch
Wasser
Gesundheit aus einem Guß
Sanft vorbeugen und heilen – das Fitneßprogramm für Körper und Geist
136 Seiten mit Abbildungen, gebunden
ISBN 3-932131-87-8

Andrea Nagl
Heilen mit Honig
Gesundheit und Genuß aus dem Bienenstock
216 Seiten, gebunden
ISBN 3-932131-62-2

Christiane M. Schröder
Gesund und fit mit Johanniskraut
Ein wunderbares Allheilmittel, das am Wegesrand blüht
160 Seiten mit Abbildungen, gebunden
ISBN 3-934058-13-2

Evelyn Thomsen
Die Heilkraft der Rosen
Gesundheit, Schönheit und Lebensglück aus dem Rosenbeet
160 Seiten mit Abbildungen, gebunden
ISBN 3-934058-21-3

Sherry S. Cohen
Zärtlichkeit heilt
Die Magie der Berührung
Wohlbefinden durch Berühren, Streicheln und Massieren
252 Seiten, gebunden
ISBN 3-932131-89-4

Dr. med. W. Exel · W. Dungl
Schmerzfrei ohne Gift
Alternative Schmerzbehandlung
216 Seiten mit Abbildungen, gebunden
ISBN 3-932131-68-1

Prof. Dr. med. Erich Fuchs
Allergie – Was tun?
Ein Experte berät
298 Seiten, gebunden
ISBN 3-929626-99-3

Karl F. Stadler
Hypnose
Was ist möglich?
Selbsthilfemethoden und Heilbehandlungen
236 Seiten, gebunden
ISBN 3-929626-96-9

Angelika Wenninger
Dem Krebs vorbeugen – gesund genießen
Wie Sie mit bewußt zusammengestellter Ernährung das Krebsrisiko deutlich verringern können
Mit ausführlichem Rezeptteil
181 Seiten, gebunden
ISBN 3-932131-86-X

Gesunde Ernährung

Ausgewählte Ernährungsratgeber mit Schlemmerrezepten

Sonja Carlsson
Kalorien- und Nährstofftabellen für die Praxis
Energiegehalt, Mineralstoffe und Vitamine von über 1000 Lebensmitteln
160 Seiten, gebunden
ISBN 3-934058-24-8

Sonja Carlsson · Gaby Schwarz
Gesund und fit mit Vitaminen
Der neue Gesundheitsratgeber mit großem Rezeptteil
160 Seiten mit Abbildungen, gebunden
ISBN 3-934058-28-0

Sonja Carlsson
Trennkost für Berufstätige
Mit 7-Tage-Plan und Tipps zu Rezepterweiterungen für Partner und Familie
160 Seiten mit Abbildungen, gebunden
ISBN 3-934058-29-9

Eva-Maria-Haaga
Gesund und fit mit Äpfeln
Die natürlichen Heilkräfte von Apfel und Apfelessig
Gesundheitsratgeber mit ausführlichem Rezeptteil
160 Seiten mit Abbildungen, gebunden
ISBN 3-934058-03-5

Johanna Schaal
Knoblauch
Eine ganz besondere Knolle
190 köstliche Rezepte, lecker und gesund
192 Seiten mit Abbildungen, gebunden
ISBN 3-932131-49-5

Johanna Schaal
Nüsse & Kerne
Die gesunden Energiespender
190 köstliche Rezepte zum Kochen und Backen
184 Seiten mit Abbildungen, gebunden
ISBN 3-932131-63-0

Christina Zacker
Gesund und fit mit Kartoffeln
Die besten Rezepte
Mit ausführlicher Warenkunde und einem Extrateil zum Thema „Fit und schön mit Kartoffeln"
168 Seiten mit Abbildungen, gebunden
ISBN 3-934058-14-0

Christina Zacker
Gesund und fit mit Reis
Reis in allen Variationen – mehr als 110 Rezepte der heimischen und internationalen Küche
152 Seiten mit Abbildungen, gebunden
ISBN 3-932131-88-6

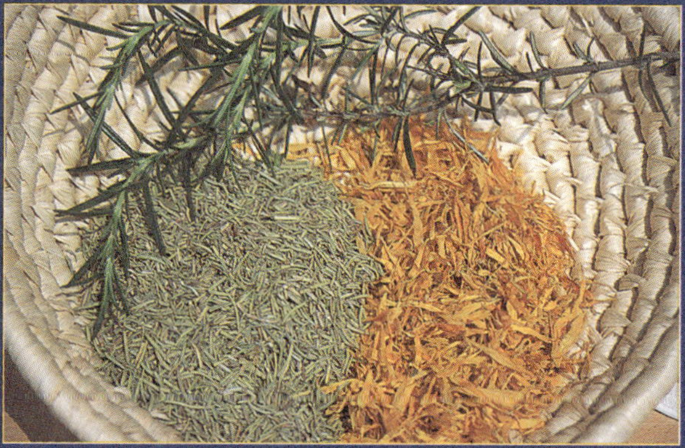